医政管理规范之二十三

血液净化中心（室）
水处理建设管理规范

U0254785

东南大学出版社

·南 京·

图书在版编目(CIP)数据

血液净化中心(室)水处理建设管理规范 / 季大玺，
邢昌赢主编. ——南京:东南大学出版社,2012.6
　　ISBN　978-7-5641-3440-2

　　Ⅰ.①医…　Ⅱ.①季…　②邢…　Ⅲ.①医院—血液
透析—水处理—管理规范　Ⅳ.①R459.5-65

中国版本图书馆 CIP 数据核字(2012)第 081724 号

东南大学出版社出版发行
(南京四牌楼 2 号　邮编 210096)
出版人:江建中
江苏省新华书店经销　　南京玉河印刷厂印刷
开本:850mm×1168mm　1/32　　印张:5.25　　字数:141 千字
2012 年 6 月第 1 版　2012 年 6 月第 1 次印刷
ISBN 978-7-5641-3440-2
印数:1~5000 册　　定价:25.00 元

本社图书若有印装质量问题,请直接与发行部联系。电话(传真):025-83792328

医政管理规范编委会

《血液净化中心(室)水处理建设管理规范》
编 委 会

主　　编：季大玺　邢昌赢
副 主 编：刘必成　范亚平　张　苗　尹忠诚
主编助理：龚德华　徐　斌　毛慧娟　陶　静

责任编委：(按姓氏笔画排序)

编　　委：(按姓氏笔画排序)

序

随着医药卫生体制改革的深入推进,国家医疗保障制度的逐步健全,需要接受血液净化治疗的患者人数呈现不断增加的趋势。血液净化技术作为一项成熟的医疗技术得到了越来越广泛的临床应用,但如何规范管理这项技术在临床的使用,预防控制院内感染的发生,确保医疗安全和质量,是我们面临的主要挑战。

血液净化过程中的不规范操作不仅影响患者透析质量,还会带来多种急性和慢性并发症,影响患者生活质量和长期生存。同时,血液净化作为一种长期的治疗手段,患者的经济负担大,也是社会关注的焦点。2010 年,我省正式将血液净化技术列入"第二类医疗技术"实施准入管理,下发了《江苏省血液净化技术临床应用管理规范(试行)》,并结合我省实际组织专家编写了《血液净化中心(室)建设管理规范》,对血液净化质量管理与持续改进进行规范,成为广大从事血液净化治疗的医师、护士和技术人员的临床工作指南。

近两年,在血液净化的临床实践中,我们发现对血液透析用水的质量管理尚缺乏规范,工程师队伍的专业素质参差不齐,而一旦透析水质出现问题,将存在严重的安全隐患,危害人民群众的身体健康和生命安全。因此,我们组织专家们在调研的基础上,编写了《血液净化中心(室)水处理建设管理规范》(以下简称《规范》),以进一步规范血液净化质量管理,防范透析安全不良事件的发生。

因透析用水方面的国内外专著还比较缺乏,各位作者在编写过程中参阅了大量文献,结合我国国情和已有的规范,分十个章节作详尽的阐述。《规范》也将在一定时期内对我省医院血液净化技术的规范化建设与管理发挥积极作用,希望全省广大医务人员在使用《规范》过程中,及时提出意见和建议,以使此书不断修改完善。

衷心感谢为编写《规范》付出辛勤劳动的各位专家!

江苏省卫生厅医政处

2012 年 5 月

前　言

血液净化是透析患者维持生命的有效治疗手段,水处理系统是血液净化的一个重要组成部分,因为透析治疗中需用大量的水,患者每周三次常规透析接触水300~400 L。由于透析膜不能选择性地阻止透析液中的有害物质进入血液侧,因此透析液中所含的有害物质,不但影响透析液电解质浓度,对透析机设备造成损害,更为严重的是有害物质会通过透析膜弥散直接进入患者体内,如果水质达不到标准要求,将给患者带来急、慢性并发症,影响透析质量。水处理系统是将原水经过专用系统进行处理,其经历了漫长的、不断改进与提升的过程,从最初的软化水透析到反渗水透析,从单级反渗水到双级反渗水,为血液净化提供稳定可靠的高质量透析用水。但是,国内外曾多次发生因透析用水水质不合格而导致的重大透析事故及灾难,因此提高血液净化透析用水质量,降低透析用水相关不良事件的发生,已成为当前亟待解决的现实问题。

为了适应江苏省血液净化设备和技术快速发展,接受透析人数的迅速增加,保障医疗质量和安全,让广大的患者受益,受省卫生厅的委托,江苏省医院协会血液净化中心分会及省肾病学专业医疗质控中心组织专家编写了《血液净化中心（室）水处理建设管理规范》，全书分十章，分别阐述血液净化透析用水处理的目的及意义，血液净化透析用水处理系统设置，血液净化专业工程技术人员，血液净化透析用水标准，血液净化透析用水处理系统设备，血液净化透析用水处理系统的维护，血液净化透析用水处理系统使用的质量控制要求，透析液配制，血液净化透析用水处理系统清洗和消毒以及水中超标物质的种类和对人体的影响。本书编写中参阅国内外相关指南及规范，始终强调适合江苏省血液净化发展现状，便于临床实际操作。

本书作为血液净化水处理质量控制的基本规范，是广大医护技人员从事血液净化临床工作的指南，有助于规范、有效、合理地开展血液净化工作，确保透析质量及患者治疗安全。

由于时间紧迫等原因，编写中难免会存在不足之处，希望读者及时提出宝贵意见和建议，在临床实践中不断修改和完善，努力建立适合江苏省血液净化发展现状的透析用水质量标准和质量控制方法，进一步促进血液净化事业的发展。

编　者

2012 年 4 月

目　　录

第一章　血液净化透析用水处理的目的及意义

第一节　水处理的目的

水处理设备作为血液净化系统的一个重要组成部分,已经有大量的临床证据表明透析用水和透析液的质量对患者生存率和生存质量有影响。人们对透析用水及透析液质量越来越重视,提升透析用水质量已成为提高透析治疗质量的重要手段之一,并且逐步意识到建立透析用水质量规范的重要性。饮用水要经过一定的处理,提供给人们饮用。与口服摄入水相比(每周约 14 L),血液透析患者暴露于大量的透析液中(每周 300~400 L)。饮用水在进入血液之前要经过肠道屏障作用,并流经肝脏,然后再进入体循环。这样,即使水中有少量毒物及铜、铅、铝等金属离子可以进入血液,也能很快经肾脏排出体外,只要符合饮用水标准,不会导致体内蓄积和慢性中毒,也是安全的。但对透析患者来说,水与血液的接触只是通过一种半透膜来实现,半透膜对通过它的小分子物质没有选择。如果水中含有害物质,很容易通过透析膜弥散进入患者血液中,如果透析用水和透析液达不到安全标准,即使是较低浓度的有害元素在体内长期接触、蓄积,久而久之也会导致慢性中毒。因此,作为透析用水纯度的要求非常高,但是在过去相当长一段时间国内外各医疗机构只重视对患者疾病本身的治疗,却忽略了透析用水水质、水处理设备质量和设备操作维护,导致部分水处理设备由于设计、使用和维护不当对患者造成了不良后果,主要表现为发生水质相关透析事故和抽样水质的不合格。国内外发生多次因透析水质不合格导致的重大透析事故和灾难,轻者引起各种急、慢性透析反应,有的可遗留不可恢复的并发症;重者导致个体或群体死亡事件发生。由于血液透析用的水处理系统是一个复杂和连续的过程,如其中任何一个部分有缺陷都会影响最终的水质。近年随着我国卫生法律法规的建立和健全,卫生部门对透析水质有特殊的要求,已形成企业或国家标准。各省市也相继成立了监管透析质量(包括水质)的社会学术组织和卫生行政机构,定期对透析用水质量进行检查,并对不合格的单位限期整改,大大提高了我国尿毒症患者透析治疗的安全性。

第二节　水处理的意义

水处理设备就是根据去除水源中有害和多余的物质成分而构建成一个系统装置,在这个系统中,每个部分之间相互联系并且相互提供保护。

水处理设备经历了漫长的、不断改进与提升的过程。20世纪60年代初为开拓期,血液透析刚刚开始应用于临床,还没有注意到透析用水的质量与透析过程中患者的某些症状有关,此期主要是建立水处理程序,以便确保透析患者的存活率。60年代后期,随着血液透析技术的进步,人们发现透析中的一些急性并发症(头痛、恶心和高血压)与水硬度过高有关,水处理设备主要的目的是去除水中胶体颗粒、铝、镁、氯和毒素,从而开始将工业用树脂吸附罐用于血液透析用水的处理,旨在防止硬水综合征和热原反应。70年代后期发现有些物质(如硫酸铝、氯胺)加到城市水中可以控制水的浊度和生物学污染,同时发现透析过程中可能出现溶血,而溶血除了与血液泵蠕动有关外,还可能与透析用水中过高的氯浓度有关,因此人们开始寻求清除水中氯的措施——碳罐。这一时期对水处理系统进行了改进,包括反渗透膜和去离子装置(混合床),进一步提高透析用水的纯度。80年代新的透析技术的问世,如碳酸氢盐透析、高通量透析膜、超滤控制等需要水进一步纯化以保证生物学指标达标和减少内毒素的污染。

我省从 20 世纪 70 年代初期开始进行维持性血液透析治疗，大部分医院用软化水透析，少数单位借助有利条件运用蒸馏水透析。软化水只能达到去除胶体、钙、镁离子等有害物质，防止产生"硬水综合征"，当然也就谈不上透析质量和长期存活。一直到 70 年代后期，发现加入自来水中用来降低水浑浊的硫酸铝和杀灭水中细菌的活性氯能引发一些透析并发症，如"透析痴呆"和贫血。因此，水处理系统被进一步改进，加入了活性炭过滤器，用来去除活性氯和氯胺。80 年代后期，应用电去离子技术（EDI）、阴阳离子交换装置，能更有效地去除各种离子，进一步提高水质。与此同时国外带有反渗透膜的水处理装置被引进国内，我省各大医院的透析中心相继安装反渗透水处理装置。反渗水用于血液透析只有 30 余年历史，从早年开始的软化水透析到反渗水透析，再从单级反渗水到双级反渗水，透析用水正向高纯水方向发展。水处理的基础理论研究和技术进展主要表现为水处理系统的精细改革以及超纯透析液的临床应用。

近年来，人们提出一个新的血液相容性问题，随着对细胞因子理论的研究，要求使用超纯透析液，认识到提高水质纯度可以降低炎症反应，减少心脑血管并发症，增加促红细胞生成素（EPO）敏感性，所以纷纷追求透析液纯度，继而出现了双膜反渗装置、水输送管路循环和无死腔、进入透析机前透析液管路加内毒素过滤器等做法。总之，提高透析用水质量，必将降低透析相关并发症，大大提高透析患者的生活质量及存活率。

第二章　血液净化透析用水处理系统设置

第一节　布局要求

1. 血液净化中心水处理间面积应为水处理装置占地面积的1.5倍以上；地面承重应符合设备要求；地面应进行防水处理并设置地漏。

2. 水处理间应当在设备规定的环境中使用，符合制造商推荐的合适的室温及湿度范围，并有良好的隔音和通风条件。水处理设备应避免日光直射，放置处应有水槽，防止水外漏。

第二节　水电设施

1. 水处理源头供水应为符合中国饮用水标准的自来水。

2. 水处理的自来水供给量至少大于2倍的设计处理水量，应满足反渗透机要求，入口处安装压力表，给水压力应符合制造商推荐的压力范围。

3. 水处理供电应为双回路电力供应（电源电压：三相为380 V±38 V，单相为220 V±22 V；电源频率：50 Hz±1 Hz）。

第三章　血液净化专业工程技术人员

第一节　工程技术人员资质

1. 工程技术人员应具备大专及以上学历。
2. 具备机械和电学知识及一定的医学知识。
3. 熟悉水处理设备的性能、结构、工作原理和维修技术。
4. 经江苏省卫生厅认定的血液净化技术培训基地培训，并考核合格。

第二节　工程技术人员职责

1. 工程技术人员在科室分管主任及护士长的领导下工作。
2. 严格执行各项医疗规章制度和技术操作规程，准确、及时、规范地完成各项技术操作，认真记录及实施查对，防止差错。
3. 负责水处理系统的设备管理及维护；根据设备的要求定期对水处理系统进行冲洗、消毒。
4. 保证水处理系统每日正常运转，水质符合质量控制要求，发现问题应当及时处理并做好记录。
5. 负责透析浓缩液的溶解和质量检查，定期进行透析用水及透析液的相关指标检测，确保其符合相关质量控制的要求。

第三节　工程技术人员配置

1. 有 20 台以上透析机的血液净化中心应配专职工程技术人

员1名。

2. 不足20台血液透析机的中心可由医院工程技术人员兼职,水处理设备厂家只能作为技术支持(保修期内除外)。

第四章 血液净化透析用水标准

血液净化透析用水的质量标准要求要比饮用水严格,原水水质必须符合 GB 5749—2006《生活饮用水卫生标准》。根据这一标准,饮用水中不得检出大肠杆菌属细菌,总细菌数不得超过 100 cfu/ml;到达终端用户的管路末梢中总氯浓度不得低于 0.5 mg/L,其他化学物的极限值见表 4-1。透析用水必须符合中华人民共和国医药行业标准 YY 0572—2005《血液透析和相关治疗用水》的行业标准,并参考 2006 年 AAMI 标准,透析用水的微生物标准和透析用水的化学污染物标准见表 4-2 及表 4-3。透析用水的质量要求比饮用水严格很多,超出允许的极限值就可能引起急性和(或)慢性中毒。

表 4-1 我国饮用水标准(部分)

指标	限值(mg/L)
pH(pH 单位)	≥6.5 但≤8.5
砷	0.01
镉	0.005
铬	0.05
铅	0.01
汞	0.001
硒	0.01
硝酸盐(以 N 计)	10
铝	0.2
铁	0.3
锰	0.1
铜	1.0
总硬度(以 $CaCO_3$ 计)	450

表 4-2　血液净化透析用水的微生物指标

标准类别	细菌(cfu/ml)	内毒素(EU/ml)
美国 AAMI RD62：2006	200	2
加拿大 Z364.2.2	100	2
欧洲药典	100	0.25
中国标准 YY 0572—2005	100	1
中国 SOP(2010)	200	2
国际标准 ISO 13959：2009	100	0.25

表 4-3　血液净化透析用水中允许的化学污染物的最大浓度

物质浓度 (mg/L)	中国标准 YY 0572	美国 AAMIRD62	加拿大 Z364.2.2	欧洲药典	国际标准 ISO 13959
铝	0.01	0.01	0.01	0.01	0.01
氯胺	0.10	0.1	0.1	—	—
游离氯	0.5	0.5	—	—	—
总氯	—	—	—	0.1	0.1
氯化物	—	—	—	50	
氟化物	0.2	0.2	0.2	0.2	0.2
铅	0.005	0.005	0.005	—	0.005
硝酸盐(N 计)	2	2	2	2	2
硫酸盐	100	100	100	50	100
锌	0.1	0.1	0.1	0.1	0.1
钙	2	2	2	2	2
镁	4	4	4	2	4
钾	8	8	8	8	8

物质浓度 （mg/L）	中国标准 YY 0572	美国 AAMIRD62	加拿大 Z364.2.2	欧洲药典	国际标准 ISO 13959
钠	70	70	70	50	70
氨	—	—	—	0.2	—
锑	—	0.006	0.006	—	0.006
砷	0.005	0.005	0.005	—	0.005
钡	0.1	0.1	0.1	—	—
铍	—	0.000 4	0.000 4	—	0.000 4
镉	0.001	0.001	0.001	—	0.001
铬	0.014	0.014	0.014	—	0.014
铜	0.1	0.1	0.1	—	—
汞	0.000 2	0.000 2	0.000 2	0.001	0.000 2
硒	0.09	0.09	0.09	—	0.09
银	0.005	0.005	0.005	—	0.005
铊	—	0.002	0.002	—	0.002
锡	0.1	—	—	—	—
总重金属	—	—	—	0.1	—
总有机碳	—	—	0.5	—	—

第一节　透析用纯化水

原水水质应符合 GB 5749—2006《生活饮用水卫生标准》，再通过前处理系统和单级反渗透装置的处理，制备出的纯化水必须符合中华人民共和国医药行业标准《血液透析和相关治疗用水》（YY 0572—2005）的行业标准要求，可作为常规血液透析治疗的透析用水。根据原水的污染程度和额定产水量,前处理选择不同规格的过滤器、软水器、活性炭过滤器。

第二节 透析用超纯化水

为了进一步提高血液透析治疗的质量,减少患者的急、慢性并发症,近几年各大国产及进口水处理设备生产厂家都开始推广"超纯化水"的概念,当前国内外尚无超纯化水的标准,而能生产超纯化水也不代表可直接获得超纯透析液,原则上"超纯化水"的化学物和微生物污染都较一般透析用水标准要低很多,虽达不到静脉注射用水的标准(i. e. 细菌$<1\times10^{-6}$ cfu/ml,内毒素<0.03 EU/ml),但一定程度上可以改善患者的远期预后。对于生产超纯化水的水处理系统,其组合相对复杂,目前常用的有以下两种方式。

1. 前处理+二级反渗透系统 前处理是一系列过滤器、软水器和活性炭过滤器。部分设备将第二级反渗透装置的浓缩水再循环与软水混合后进入第一级反渗装置进行浓缩水的复用,反渗透膜一般为醋酸纤维膜或复合膜,制备的水经过存储后,其出口必须通过 0.1 μm 的过滤膜再过滤,以使微生物指标达到标准要求,超纯化水一般通过一个封闭循环管道输送到透析机中。

2. 前处理+反渗透装置+电去离子装置(EDI/CDI)+超滤器或微滤器(0.22 μm 或 0.1 μm 的膜) 前处理与上述一样,反渗透膜采用合成膜或复合膜,反渗透装置的回收率在 50%~60%,以降低膜堵塞的速度。超滤器选用螺旋型或中空纤维型合成膜。采用此方法制备的水具有很高的电阻率,各项离子基本被去除,但需要对后面的超滤膜特别维护,以防止微生物污染产生生物膜。

第五章 血液净化透析用水处理系统设备

水处理设备必须持有国家食品药品监督管理局颁发的注册证方可投入临床使用。目前,水处理系统分为两类:一类为直供式反渗透析水处理系统,另一类为非直供反渗透析水处理系统。水处理系统由供水系统、前处理系统、反渗透机装置及透析用水输送系统组成。水处理系统的寿命、消毒方法、消毒程序、单位时间、产水量等与生产厂家机器的型号有关。新建血液净化单位水处理设备必须采用双级或多级反渗透装置。

第一节 供水系统

1. 温度混合阀 水处理系统要求将供水温度升高到一定程度。温度混合阀是可将冷、热供水混合,使反渗作用效率达最佳水温(25～28 ℃)的装置。供水温度每降低 1 ℃,反渗透膜产水量减少 2%～3%。如果温度混合阀有故障风险,虽然对透析患者没有危险,但会危害水处理设备。

2. 反流防护装置 根据建筑规则,要求所有水处理设备的供水系统必须连接反流防护装置(reverse flow prevention device,RPD),RPD 可以防止水处理系统中的水反流回建筑物进水管道,水处理系统进行化学消毒时,RPD 可防止化学物反流回建筑物的进水中。RPD 应该安装在水处理系统的起始供水部位,以阻断与城市用水的连接。但不能将 RPD 安装在净化水的输送环路中,因为细菌、消毒剂和金属离子等会污染已净化的透析用水。

3. 供水增压泵 整个水处理系统要求恒定的供水流量和供水压力,增压泵用于维持水处理系统必需的最小水压和流量,克服前处理对水的阻力,保障反渗机进水压力与流量。增压泵的开/关受水流压力和流量的控制,水压控制在 0.3～0.5 MPa,增压泵一般安装在温度混合阀和 RPD 之后。自来水水压小于 0.3 MPa 的医院应装前级加压泵。

4. 压力罐　具有缓冲作用,防止震动和水流快速流过管道,维持水流量,应该放在增压泵之后。

第二节　前处理系统

水处理的前处理系统包括不同规格的过滤器、软水器、活性炭过滤器,主要是防止悬浮杂质、胶体、微生物对膜表面的污染,防止难溶性盐在膜上析出结垢,除去残余氯和氯胺,防止残余氯和氯胺对反渗膜的侵蚀及对人体的损害,以达到反渗透膜对进水水质的要求,保障反渗透膜长期、高效、安全使用。前处理的设计出水流量应达到反渗机出水量的 2.5 倍以上。

1. 普通过滤器　普通过滤器的作用是将水中的颗粒性物质阻挡在多孔介质或膜的外面。根据要阻挡的水中颗粒性物质的大小不同而分成不同的规格。当水流经过滤器时,大于相应规格的颗粒便被阻挡。根据过滤器放置的位置不同过滤器分为:

(1) 沉淀式过滤器(多介质过滤器):是一种床式过滤器,内部填充各种粗细的砂粒,利用分子大小阻隔去除 5～500 μm 的微粒,一般作为水处理的第一级,去除原水中的泥、沙、悬浮颗粒等。该类型过滤器需要配套反向冲洗阀,可采用手动控制或自动控制的多路阀,定期反冲洗床体内部的污染物,压力差比基础值增加不应超过 10 PSI(pounds per square inch, lb/in^2),以保证其过滤效果。

(2) 精密过滤器(保安过滤器):一般采用不锈钢或塑料外壳内装过滤芯的方式,可去除 1～5 μm 的微粒,通常安放在前处理和反渗透装置之间,去除较小的污染物质(如树脂颗粒、活性炭颗粒、胶体物质等),起到保护反渗透装置免受颗粒物质破坏的作用。此类过滤芯价格便宜,应定期更换。

(3)超精密过滤器:是一种规格在 $0.1\sim0.45\ \mu m$ 的膜,采用不锈钢外壳内嵌折叠式膜组成,一般放置在纯水输出部分,能够过滤二次污染后可能产生的细菌或管道脱落的微小颗粒,污染后定期更换或取出后清洗,以保证过滤效果。

2. 超滤器(内毒素过滤器)　在水处理系统中超滤器是仅次于反渗透装置的性能最好的膜过滤器,是间接供水模式中制备超纯化水不可缺少的部件,能去除比普通过滤器滤过的更小的物质,是去除内毒素、有机物和不带电污染物性价比最好的方法之一。此外,超滤器也可安装在透析器前,去除透析液中的细菌和内毒素,由于超滤器膜对内毒素的阻隔是通过疏水性吸附方法作用的,而吸附作用会达到饱和,故除了针对微生物需定期消毒外,仍需定期更换超滤器。

3. 砂滤器(去除水中的铁)　反渗透装置进水对水中含铁量有严格的限制,水中铁进入反渗透系统会污染膜,还有可能在铁和细菌存在时,形成铁锈软泥。除铁的方法有:混凝法、化学沉积法、锰砂过滤法(沉淀过滤器)。医院血液透析用水预处理常用锰砂过滤器,里面一般有 $2\sim5$ 层大小不同的石英砂,按由大到小的次序,先后填入,通常还会在上面增加一些锰绿砂用以除铁。锰绿砂除铁的原理是通过锰绿砂中的二氧化锰(MnO_2)做催化剂,把水中的二价铁离子通过水中溶解的 O 氧化成三价铁离子。

$$4MnO_2 + 3O_2 \longrightarrow 2Mn_2O_7$$

$$Mn_2O_7 + 6Fe^{2+} + 3H_2O \longrightarrow 2MnO_2 + 6Fe^{3+} + 6OH^-$$

锰绿砂在此过程中起到催化剂与过滤的作用,生成的三价铁离子与氢氧根离子结合生成不可溶解的沉淀,最后经锰绿砂过滤去除。

4. 软水器(树脂罐)　水的软化是为了防止透析患者因水中含有高于正常浓度的钙、镁离子而发生"硬水综合征";同时也为了防止下游设备中有碳酸钙生成,堵塞反渗透膜和其他设备。软水器本质上是一种离子交换装置。除去水中硬度离子的过程称为软化。软化的方法有多种,钠离子软化是其中一种,它采用的材料为阳离子交换树脂。含有硬度的水流经钠离子交换器,水中的硬度成分(Ca^{2+}、Mg^{2+})与交换剂中的钠离子进行交换,达到了软化的目的。水中的阴离子成分并无变化。由于钠的当量高于钙、镁,水中盐的总量略有升高。钠型交换树脂使用一段时间后,出水的硬度泄漏量会逐渐增加,达到一定值时,钠型阳离子树脂失效。为了恢复交换能力,可用再生液对其进行再生,常用的再生液为氯化钠盐溶液。软水器的软化效果是由进水总硬度、进水流量、钠型阳离子树脂的体积与交换容量、再生频率来衡量的。一般情况下,进水总硬度、钠型阳离子树脂的体积与交换容量改变量较少,根据用水量可确定再生周期,实际应用中用测定软水器出水硬度的方法来确定再生周期。例如:① 晚间对软水器进行再生,第二天早晨水处理机启动 30 min 后测定软水器出水硬度,如不合格说明再生无效或树脂失效需重新再生或更换树脂;如合格则正常使用。② 一天透析治疗、透析机清洗消毒结束后再次测定软水器出水硬度,如不合格说明现在使用的钠型阳离子树脂不能保障一天的透析治疗用水量,应更换树脂或增加树脂量;如合格则正常使用。③ 第三天透析治疗、透析机清洗消毒结束后用同样的方法测定软水器出水硬度。如不合格就应每天对软水器进行再生;如合格则正常使用。④ 第四天同时、同样测定软水器的硬度。⑤ 直至测定到 n 天不合格,则将软水器再生周期定为 $n-2$ 天($n>2$)。

5. 活性炭过滤器(除游离氯)　活性炭过滤器是水处理的一个重要组成部分,活性炭的微孔结构可以提供非常大的表面积,吸附水中可溶性有机物或无机活性氯和氯胺、致热原、色素等。医用

· 14 ·

水处理多选用优质果核壳类的活性炭,以确保机械强度好、吸附速度快、吸附容量大的要求,用活性炭过滤法除去水中游离氯能进行得较彻底。活性炭脱氯并不是单纯的物理吸附作用,而是在其表面发生了催化作用,促使游离氯通过活性炭滤层时,很快水解并分解出原子氧。活性炭脱氯并不存在吸附饱和问题,只是损失活性炭而已,因此,活性炭用于脱氯可以运行很长时间。透析用反渗透水处理中,必须除去残余氯,利用活性炭除去游离氯和氯胺有一个空罐接触时间(EBCT)概念,EBCT 是水流过过滤器与活性炭接触的时间,除去游离氯为 6 min,除去氯胺为 10 min。

对给定 EBCT 值,可按下式计算所需活性炭体积:

$$EBCT = V/Q$$

式中:V——罐中的颗粒体积(m^3);

Q——流经罐的液体流量(m^3/min)。

从上式可以看出活性炭除去残余氯率与水流和活性炭的接触时间有关系,当活性炭体积一定时,水流过快将导致不能将残余氯有效除去,所以使用中单位时间的用水量不能大于规定量,定期反洗能保持活性炭与水的接触面积。在线或定期测定活性炭下游水中残余氯的浓度是监视活性炭过滤效果的简单方法,测定时应在水处理系统正常工作状态和水量较大时进行,以免造成错误判断,如发生连续超标,应减少水流量、增加反洗次数或增加活性炭的体积。大型血液透析中心应采用双级活性炭过滤器的方法,提高其吸附效果。活性炭的多孔结构以及活性炭吸附的有营养的有机物提供了细菌繁殖的环境,因此,活性炭过滤器的定期反洗或化学处理是必要的。活性炭可能释放出微粒子,在其下游必须安装保安过滤器,避免微粒子对反渗透膜的破坏。

第三节　反渗透机(RO)装置系统

渗透是指两种不同浓度的液体被半透析膜分开,低浓度液体中的溶剂向高浓度一侧移动,促使这种移动的力量叫渗透压。当我们在高浓度溶液一侧施加外力超过渗透压时,溶剂就反向从高浓度一侧移向低浓度一侧,这一过程称为反渗透。水处理系统的反渗透装置就是根据这一原理设计的,使用高压泵施加压力迫使水通过反渗透膜。水进入反渗透装置以后,在经过反渗透膜时被分成两部分。透过反渗透膜的水叫反渗水(纯水),另外一部分不通过反渗透膜而排斥掉,称为排斥水(浓水),其中排斥水中含有90％～99％的无机物和有机物。溶解固形物由反渗透膜截留在浓水中,含盐量很低的产品水供给透析机使用,通过浓水管道上的阀门调节浓水排出流量的大小,控制浓水和反渗水的比例。反渗透进行水的纯化是基于分子筛和离子排斥的原理,反渗透膜是一种极小分子孔径的半透膜,可去除溶解性无机物及细菌、内毒素、病毒、颗粒等有害物质,可以去除90％～95％的双价离子和95％～99％的单价离子,而水分子可自由通过膜而纯化。

1. 反渗透膜　是反渗透机的核心部件,通过反渗透原理对软化水进行高效净化。反渗透膜不仅有很高的脱盐率,而且也可当作很精密的过滤器,其孔径小于 $0.001\,\mu m$,这使得反渗透装置可除去细小的悬浮固体、细菌和内毒素等。

(1)反渗透膜类型:反渗透膜和透析器一样有很多品种,多数用有机高分子材料制成,也有少数使用无机材料制成,其性能也各不相同。常用的膜材料有醋酸纤维素膜(CA 膜)、聚酰胺膜(PA 膜)和复合膜。透析用水处理常用卷式复合膜,主要有低压反渗透膜、超低压反渗透膜、卫生级反渗透膜和卫生热消毒型反渗透膜。

(2)膜的方向性:只有反渗透膜的致密层与给水接触,才能达到脱盐效果;如果多孔层与给水接触,则脱盐率将明显下降,甚至不能脱盐,而透水量则提高,这就是膜的方向性。因此,若反渗透膜的致密层受损,则膜的脱盐率将明显下降,透水量则明显提高。

(3) 反渗透膜的分离透过特性指标:膜的分离透过特性指标主要包括脱盐率(或透盐率)、回收率和透水量等。脱盐率是指给水中总溶解固形物中的未透过膜部分的百分数。透水量指单位面积的膜在单位时间内的产水量。

$$脱盐率=\left(1-\frac{产品水中总溶解固形物}{给水中总溶解固形物}\right)\times100\%$$

$$\approx(1-产品水电导/给水电导)\times100\%$$

$$系统回收率=(总的产水流量/总的给水流量)\times100\%$$

(4) 反渗透的运行条件对膜的影响:膜的脱盐率和透水量是反渗透过程的关键运行参数。这两个参数受到压力、温度、回收率、给水含盐量、给水 pH 值等因素的影响。

① 压力:给水压力升高使膜的透水量增大,压力升高并不影响盐的透过量。在盐透过量不变的情况下,水的透过量增加时,产品水含盐量下降,脱盐率提高。

② 回收率:增大产品水回收率,膜的透水量下降,是因为浓水盐浓度增大,则渗透压增大。在给水压力不变的情况下,透水量减少,同时由于浓水盐浓度高,故透盐量增大,再加上产品水透水量下降对产水量的影响,产品水的含盐量将升高。

③ 给水含盐量:给水含盐量增加影响透水量和脱盐率,使产品水的水量和脱盐量下降。

④ 温度:大部分膜要求有一个合适的温度范围(25～28 ℃),当提高给水温度而其他运行参数不变时,温度增高产水量和透盐量均增加,温度升高后水的黏度降低,一般水温每增加 1 ℃ 产水量增加 2%～3%,但同时温度引起膜的渗透系数(KS)也变大,因而透盐率增大。当温度高于 38 ℃ 可立刻引起膜的破坏,同时危及透析患者的安全。

（5）反渗透膜单元的标准回收率、实际回收率和系统回收率

① 反渗透膜单元标准回收率：是指生产厂家在标准测试条件下得到的回收率，一般为 15%。

② 反渗透膜单元实际回收率：是指膜单元实际使用时的回收率，为降低膜单元的污染速度，保证其使用寿命，生产厂家对单支膜单元的实际回收率做了明确规定，要求单支膜单元每米实际回收率不能超过 18%，但允许膜单元用于第二级反渗透时超过此限制。

③ 反渗透系统回收率：是指反渗透装置在实际使用时总的回收率，系统回收率受给水水质、膜单元的数量及排列方式等多种因素的影响。医院透析单位多用小型反渗透装置，为节约用水避免造成水资源的浪费，常用的方法是采用浓水部分循环，即反渗透装置的浓水只排放一部分，其余部分循环进入给水高压泵入口，此时既可保证膜单元表面维持一定流速，又可节约用水，系统回收率越高则消耗的水量越少，但回收率过高会发生产品水的脱盐率下降，可能发生微溶盐的沉淀、浓水渗透压过高，膜单元的产水量降低，同时设计时高压泵的容量加大，耗电增加。在实际应用中系统回收率控制在 60%～75%。

（6）反渗透膜单元的脱盐率

① 反渗透膜单元标准脱盐率：为生产厂家在标准条件下测得的脱盐率，膜单元实际脱盐率为膜单元在实际使用时所表现出来的脱盐率，实际脱盐率多数情况下要比标准脱盐率低，这是由于标准测试条件下其标准测试溶液为氯化钠溶液，膜单元标准脱盐率表现为对氯化钠的脱除率。在实际条件下，由于水中各种离子成分不同，系统工作条件不同于标准测试条件，而这些因素均会影响膜单元的脱盐率。

② 系统脱盐率：为整套反渗透装置所表现出来的脱盐率，由于反渗透装置一般均串联多根膜单元，而每支膜单元的实际使用条件均不同，故系统脱盐率也有别于膜单元实际脱盐率，对于只有

一根膜单元的装置,系统脱盐率等于膜单元实际脱盐率,系统脱盐率低于标准脱盐率。

(7)反渗透膜单元的产水量:反渗透膜单元标准产水量为生产厂家在规定的标准测试条件下测得的产水量,在实际使用时尽管预处理工艺去除水中部分杂质,但与标准测试条件下所用水源相比其水质仍然较差,为防止膜被污染,实际使用时应参考生产厂家设计原则根据不同的进水水源选取不同的产水量。水通量衰减速度受给水水质、污染指数(SDI)值、设计水通量、运行情况等多种因素的影响,因此膜单元厂家无法定量给出衰减速度,只能假设一个数值,以供参考,一般 SDI<3 时,年衰减速度在 4.4%～7.3%。

(8)反渗透膜寿命:膜单元在进水水质和使用条件符合标准的情况下,生产厂家一般对膜的质量和性能提供 3 年质量担保。对复合膜一般能够保证 3 年后的产水量在同等压力下不低于80%,透盐率不高于 1.5 倍。所以,膜单元的正常使用寿命主要取决于反渗透系统的产水量和出水水质能否达到要求,只要能够达到这两项指标,这套反渗透系统就一直能够使用。

(9)浓水循环方式:医院透析用反渗透系统一般少于 6 支膜,为提高系统回收率,把部分浓水循环回给高压泵入口,称为 RO 系统浓水循环。但是由于提高高压泵的容量需多消耗电能,同时由于给水平均浓度相对提高,因而产水盐浓度也会有提高。

2. 反渗透机的监控 当反渗透机系统运行参数超过允许值时,会发生报警,报警是对透析用水安全的保障。有些报警发生后,会自动切断反渗透机系统的运行,以保护系统免受损坏。

(1)温度:通过给水温度表监测,因产水量与温度有关,所以需要监测以便求出"标准化"后的产水量。大型设备应进行记录,另外,温度超过 38 ℃会损坏膜单元,所以对原水加热器系统应设超限报警、超温水自动排放和停运 RO 的保护。

(2)pH 值:当给水需加酸防止生成 $CaCO_3$ 垢时,加酸后的给水需装 pH 表,在使用醋酸纤维素膜时,不仅为防止 $CaCO_3$ 垢生成,而且更重要的是维持最佳 pH 值。醋酸纤维素膜的 pH 值要求为 5.7,除指示、记录、设超限报警外,还可以自动控制不合格给水排放,并停运 RO 还可以与流量表配合对加酸系统进行比例积分调节。

(3) 压力表:给水压力表、第一段 RO 出水压力表、排水压力表用于计算每一段的压降(也可装设压差表),并用于对产水量和盐透过率进行"标准化"。给水泵进出口压力表用于监测给水泵进出口压力,进出口压力开关用在进口压力低报警、停泵或出口压力高(延时,以防慢开门未打开)报警、停泵。给水泵进口水压低报警,供水量不足、预处理故障等均可导致此报警,报警发生时系统将停止运行。

(4) 流量表:产品水流量表在运行中监测产水量,每段应单独装设,以便于"标准化"RO 性能数据。产品水流量应有指示、累计和记录,浓水排水流量表在运行中监测排水量,应有指示、累计和记录。从各段产品流量和排水流量可计算出各段的给水量、回收率和整个 RO 系统回收率。

(5) 电导率表:给水电导率表、产品水电导率表分别记录相应各段水的电导率,可设置报警,从给水电导率和产品水电导率可估计出 RO 的脱盐率。产品水电导率高报警,当除去率降低、膜或密封件损坏、水质变差时发生报警。透析用反渗水电导率正常值应小于 10 $\mu s/cm$,一般控制在 5 $\mu s/cm$ 以下。

第四节　两级反渗透水处理系统

随着血液透析技术的发展,部分透析单位为获得高品质的透析用水采用两级反渗透水处理系统。两级反渗透系统可有效提高透析用水的水质,在一级反渗透系统除去水中 98% 离子的基础上,再通过第二级反渗透系统除去 70% 以上的离子,同时进一步降低微生物、内毒素及其他可能对透析液造成的长期污染。

第五节 离子交换装置

离子交换装置的功能是通过阴阳离子交换，去除水中溶解的离子类无机物，可分为固态离子交换器和电去离子技术。固态离子交换器是当水经过阴、阳离子树脂时，水中溶解的离子与树脂上的离子进行交换。阳离子树脂带有硫酸基，上面的氢离子与水中阳离子(钠、钙、镁、铝等离子)交换。阴离子树脂带有氨基，上面的氢氧根与水中阴离子(氯离子等)交换，置换下来的氢离子和氢氧根结合生成水。

离子交换器的结构分为二重床(两个分开的床，分别为阴离子和阳离子串联在一起)和混合床(阴、阳离子混合在一个床内)。能生产高质量和高电阻率的水(大于 1 MΩ/cm)。可以通过有温度补偿的在线电阻率表来连续监视其性能。

当离子交换器中的树脂达到饱和后，一定要进行再生，防止结合上的阳离子和阴离子释放出来。因为阴、阳离子交换的不平衡，使下游水质变酸。再生可有计划地自动进行或当电阻率小于 1 MΩ/cm 时手动再生。再生是反离子交换过程，分为颗粒的反冲过滤、阳离子树脂再生(强酸)、阴离子树脂再生(强碱)三部分。离子交换器有可能堵塞和引起细菌繁殖，应该特别注意。

电去离子技术(EDI)又称填充床电渗析或连续去离子装置(CDI)，其除盐率高达 99%以上，如果在 EDI 前使用反渗透设备对水进行初步除盐，再经 EDI 除盐就可以生产出电阻率高达 15 MΩ/cm以上的超纯化水。该技术本质是结合了电渗析与离子交换树脂，大大提高了膜间导电性，显著增强了由溶液到膜面的离子迁移，改变了膜面浓度滞留层中的离子贫乏现象，提高了极限电流密度；与普通离子交换相比，由于膜间高电势梯度，迫使水解离为 H^+ 和 OH^-，H^+ 和 OH^-一方面参与负载电流的传导，另一方面又对树脂起到就地再生作用，因此 EDI 不需要对树脂进行再生,可以省掉离子交换所必需的酸碱储罐。电去离子技术的离子交换树脂用量极少,仅为普通离子交换器的 5% 左右;无需再生,降低了劳动强度;节省了酸碱和大量清洁水,减少了环境污染;自动化程度高,易维护;单一系统连续运转,不需备用系统。

第六节　后处理系统

1. 储水箱　水箱在水处理系统中提供产品纯水(反渗水)的储存和缓冲作用,可以在血透治疗的同时提供配液、冲洗和复用等多功能用水,同时为设备发生故障后报警提供停机缓冲时间,采用反渗透与水箱联动的制水方式,使反渗透设备部分时间处于停机状态,大大降低了电能的消耗。由于水箱中的水处于相对停滞状态,特别适合细菌的生长。因此,目前部分技术较强的水处理厂家普遍推出了直接供水模式;而对于一些中小医院,由于条件限制仍然大量采用水箱作为缓冲装置,要求水箱装置密封、能消毒、不留死腔。反渗纯水输送管路系统中不应采用任何囊式隔膜气压罐(bladder tanks)与承压缓冲罐(pressurized surge tanks),此两种压力罐中的储压空腔(死腔)会在管路化学消毒时存储化学消毒剂,导致在消毒一段时间后反渗水(透析液)中的消毒剂残量超标。

2. 输送管路　水处理系统生产出的纯水,经过(或不经过)水箱后由管道系统输送到透析机旁,供透析机使用。管道系统的设计、安装一定要非常严格,防止细菌和内毒素的污染。在设计上要求是一个密闭循环系统,尽量减少旁路引起的水滞留,如果管道上有阀门,应安装在侧支上,且侧支长度不能超过循环管道。为了防止细菌附着在管壁上,可选择内径细一些的管道,以保证高流速。要选择没有接头、裂纹、内壁光滑的管材,内壁没有焊接裂纹的不锈钢管是理想的材料,但因价格高、安装工艺复杂,没有得到广泛的使用。目前高级 PVC 由于价格低、安装方便,成为普遍使用的管道材料。

3. 材料要求　由于透析用水的特殊性要求,需要与水接触的部件,不能与水产生有害的物理或化学变化,相关的材料特别是与纯水直接接触的材料需要满足《生活饮用水输配水设备及防护材料的安全性评价标准》GB/T 17219 的要求。此外,水处理设备中的部件材料与加入的化学物质(含消毒剂、清洗剂等)不得发生化学或者物理反应。部分消毒清洗液与管路材料的兼容性见表5-1。

表5-1　管路材料与消毒剂的兼容性比对表

材料	含氯消毒剂	过氧乙酸	甲醛	热水	臭氧
聚氯乙烯(PVC)	√	√	√	—	—
氯化聚氯乙烯(CPVC)	√	√	√	√	√
聚偏氟乙烯(PVDF)	√	√		√	
交联聚乙烯(PEX)	√	√		√	
不锈钢(SS)	—	√	√	√	√
聚丙烯(PP)	√	√		√	
聚乙烯(PE)	√	√	√	—	—
丙烯腈-丁二烯-苯乙烯共聚物(ABS)	—	√	—	—	
聚四氟乙烯(PTFE)	√	√	√	√	√

注:"√"表示适用的项目;"—"表示不适用的项目;"空白"表示尚缺乏数据。

第七节　安装要求

1. 水处理设备的安装定位应该保证操作者的操作容易性,并减少输送管路的长度,降低复杂性。

2. 设备中的关键部件、阀门、采样口以及水流向等信息应该进行明显标记,主机架安装牢固。

3. 总体布局合理,外观结构紧凑,各部件的内外连接处光滑、平整、严密。

4. 电气线路应与水路分开布置,例如按电气线路在上方而水路在下方原则布置,采取有效措施防止意外复位。

5. 操作控制面板的安装应以便于操作及降低误操作率为原则,各监测仪表朝向应便于用户观察。

6. 水处理设备装卸反渗透膜的一侧,应留有足够的空间,以满足换膜、检修的要求。

7. 水处理设备安装于室内,避免阳光直射,不能安置在多尘、高温、震动的地方。

8. 确保具备足够的空间以方便水处理设备的操作、部件的检修及水质的取样。

9. 新安装水处理系统的反渗机(反渗膜)与输送管路水管(包括水箱)的首次全系统水路消毒是十分重要的,由于设备施工过程中的环境与人员污染严重,为确保安全与后续水质优良,首次全系统消毒也应包括血液透析机的进水管及输水管路连接的其他设备,例如浓缩液配液水桶等。

第六章　血液净化透析用水处理系统的维护

　　合格的供水源和高质量的水处理设备是提供高质量透析用水的基本保障。使用前应认真阅读水处理系统各部件的使用说明书,严格按操作规程进行。首次使用前按质量控制要求进行水质和微生物检测,合格后方能使用。定期维护和监测水处理系统是确保稳定制备合格纯水并将其安全输送到透析机的必要条件,如果不进行定期的良好维护,也会出现各种污染状况,导致水质不稳定,甚至超过标准的范围。

第一节　供水系统维护

　　1. 温度混合阀　每天必须监测和记录出水的温度,以保证适当的水温、最小的水温波动。

　　2. 反流防护装置　每年测定通过反流防护装置水的压力差,与基础值相比,反流防护装置前后的压力差应小于 10 PSI (pounds per square inch,lb/in^2)。

　　3. 供水增压泵　监测水压,预先设定使增压泵开/关的合适压力或流量。

　　4. 压力罐　每天需要监测压力罐前、后压力表并记录读数。

第二节　前处理系统维护

　　1. 定期反冲砂滤、活性炭罐,一般每周 2～3 次,目的是冲去截流物质、松动滤料。检查活性炭罐出水含余氯(<0.5 mg/L)或氯胺(<0.1 mg/L)或总氯(<0.1 mg/L)量,评定活性炭罐工作

情况。同时监视滤罐前后的压力变化来确定其堵塞污染程度,如前后压力差达到 10 PSI 就应及时反冲。

2. 每周检查树脂罐出水硬度,补充氯化钠,测量盐水的溶解度(可用比重法),观察吸盐情况(足够的盐总量、盐罐内有无盐凝固),尤其是饱和盐水的出水管端口。软化水总硬度:AAMI 推荐<17.2 ppm。

3. 根据用水量,定期用饱和盐水对树脂进行再生。

4. 观察各自动控制器工作情况,观察进水口、出水口的压力与流量,软化器的压力差较基础值增加 10 PSI 以上,软化器需要反冲。

5. 正常条件下监视过滤器前后的压力变化来确定其堵塞污染程度,如压力差明显增大就应及时更换过滤器,防止流量下降,并记录所有参数。

6. 由于过滤器的多孔结构,加上有机物和胶体在过滤器上的沉积,容易造成大量细菌繁殖。因此,过滤器一定要定期清洗或更换,每月至少一次,保证其始终处于最佳状态。

第三节 反渗透系统维护

包括反渗透系统运行数据的观察记录与分析,运行参数的调整。反渗装置的维护内容:各部位水压和进水流量、反渗水出水中的溶解固体。监测指标:进水压:30~40 PSI;一般反渗泵压:200~250 PSI;废水出水压:50~75 PSI。反渗水出水压与不同的反渗水输送系统有关,反渗水流量反映了反渗透膜的产水量,废水流量反映废水排出的量。装置的清洗是维护的主要内容,做好维护便于及时发现问题,或发现潜在问题的发展趋势,并及时采取相应措施,确保系统长期稳定地运行。防止微生物污染,微生物可在膜上生长繁殖,使膜的透水量降低、透盐量增加。定期消毒能有效减少微生物污染。

1. 系统脱盐率　利用水的电导率可以近似估算系统脱盐率。

系统脱盐率≈(给水电导率－产品水电导率)/给水电导率×100%

为防止膜上结垢需控制回收率降低离子浓度，回收率50%排水浓缩2倍，回收率75%排水浓缩4倍。

2. 反渗透装置的清洗和消毒　见第九章血液净化透析用水处理系统清洗与消毒。

3. 反渗透系统产水量下降的原因及对策

（1）系统运行压力降低：原因有进水压力流量降低、前级加压泵故障、预处理水阻增大、保安过滤器阻塞、高压泵效率降低、循环量或排放量过大等，找出原因并作相应处理，如预处理进出口压差增加（约大于0.2 MPa，1 MPa＝145 PSI）时应反冲砂滤、树脂、活性炭罐。一般复合膜运行压力在1~1.5 MPa，低压膜运行压力在1.05 MPa。

（2）进水电导增加使渗透压增加，驱动力减少：原因有进水电导增高、回收率过高等。如树脂罐再生，吸盐水后因故未反冲，开机后高浓度盐水进入反渗透膜，反渗透机不产水，经一段时间进水含盐量逐渐下降，产水量将不断增加。

（3）发生膜组件的压紧：更换反渗透膜。

（4）膜表面被水垢覆盖或污染：酸剂、碱剂清洗，消毒反渗透膜。

（5）进水温度降低：常发生在冬季，水温降到5 ℃或以下时尤为明显，应提高进水温度。

4. 反渗透系统产水水质下降的原因及对策　水质下降的主要表现为电导率升高，水中含盐量增加。

（1）膜受氧化：反渗透膜受到给水中 Cl_2、O_3 或其他氧化剂的氧化损害，消毒时使用氧化剂浓度、时间等超过标准，导致膜被氧化，表现为电导率升高，产水量增加，水质下降，严重时需换膜。

（2）机械损伤：膜单元或连接件的机械损坏会造成给水或浓

水渗入产品水中,系统脱盐率下降,产品水流量升高。常见机械损伤有:① O 型圈泄漏;② 膜卷蹿动;③ 膜表面磨损;④ 产品水背压(产品水侧的压力大于给水侧的压力)过高。当发生机械损伤时应找出原因,立即作相应处理。

5. 反渗透机的常见故障　控制系统故障如低压电源、继电器、电磁阀故障较常见,可编程控制器故障较少。传感器故障如压力、流量、电导等传感器故障。机械故障如高压泵、电磁阀、单向阀连接管件等故障(表 6-1)。

表 6-1　反渗透机常见故障及处理

产品水流量	盐透过率	直接原因	间接原因	处理方法
↑	↑	氧化损伤	Cl_2、O_3 消毒	更换膜单元,改善与处理
↑	↑	O 型圈泄漏	不正确安装	更换 O 型圈
↑	↑	膜渗漏	RO 水背压、膜磨损	更换膜单元,改善 $5\,\mu m$ 滤器
↑	↑	RO 水管泄漏	安装时损坏	更换膜单元
↓	↑	产生水垢	防垢控制不当	清洗,改善控制
↓	↓	压紧现象	水锤,运行压力高	更换膜单元
↓	→	生物污染	水源,预处理不当	消毒
↓	→	胶体污染	预处理不当	清洗,改善与处理
↓	→	有机物污染	水源,预处理不当	清洗,改善与处理

注:↑增加,↓减少,→不变。

第四节 离子交换装置、反渗纯水
储水箱与输送管路维护

1. 监测每个离子交换装置前后压力,差值应<10 PSI,若超过 10 PSI 提示离子交换装置堵塞或树脂失效。

2. 反渗纯水储水箱与输送管路应定期监测水质及消毒,详见第七章血液净化透析用水处理系统的质量控制要求与第九章血液净化透析用水处理系统清洗和消毒。

第七章　血液净化透析用水处理系统的质量控制要求

第一节　血液净化水处理系统的设备运行监测

1. 水处理设备应该有国家食品药品监督管理局颁发的注册证、生产许可证等。每台水处理设备应建立独立的工作档案,记录水处理设备的运行状态,包括设备使用的工作电压、水质电导率和各工作点的压力范围等。

2. 水处理间应该保持干燥,水、电分开。每半年应对水处理系统进行技术参数校对。此项工作由生产厂家或本单位科室专业技术人员完成。

3. 水处理设备中的部分工艺由于采用的是膜材料,长期使用和受化学物质的影响,清除水中污染物的能力会降低。当清洗、反冲和再生仍恢复不了它们的功能时,就要进行更换,以确保合格的水质。此外,像过滤器、软水器、活性炭和离子交换器等,由于这些材料有多孔结构,适合细菌附着和透过,加之内部有机物的存在为细菌生长提供了养料,是微生物理想的繁殖场所,一旦细菌大量"扎根"在这些材料中,很难被冲洗掉或被消毒剂杀灭。当严重污染发生后,单纯的消毒不能确保安全使用,只有定期更换才能保证纯水的长期安全生产,所以需要按照生产厂家要求或根据水质情况进行更换。

（1）石英砂过滤器:根据用水量每周反洗 1～2 次,一般每年更换 1 次。

（2）活性炭过滤器:反洗的周期为 1～2 次/周,建议每年更换

1次。

（3）树脂软化器：阳离子交换树脂一般每1～2年更换1次。

（4）再生装置：再生周期为每2天再生1次。

（5）精密过滤器：过滤精度为5～10 μm，一般每2个月更换1次。

（6）反渗透膜：每2～3年更换1次。

4. 水处理系统的每个组成部分都有其特定的去除某种污染物的功能，监测它们的工作情况能及时发现处理工艺的问题，并能确定维护周期和项目，间接保证了整个水处理系统的正常制水及水质稳定。为了能够更好地实现维护的目的，各血液净化中心（室）应该根据水处理制造商提供的具体工艺方法和要求制作本单位水处理各单元日常监测表格（参见表7-1），做好维护保养记录。通过每天对水处理设备进行维护与保养，包括冲洗、还原和消毒，每次消毒后测定消毒剂的残余浓度，确保安全范围，保证透析用水质量。对水处理系统的功能实施定期监测，有利于一线维护人员及时发现问题，采取相应的措施，解决问题。软化水器通过将钠离子替代钙、镁离子，防止反渗透膜产生水垢，日常维护项目有以下几项：

（1）每天关机前在不同的采样口取样，测试硬度，结果必须小于规定硬度。

（2）每天检验盐箱中是否有一半以上存盐，如果不够，增加盐量，如果存盐太少，硬度可能增加。

（3）每天检查再生时钟是否与当前时间相符合，不正确的设置可能导致自动再生，并关闭反渗透析装置。

（4）如果水硬度超标或时间出错，应该立即通知负责人员及工程技术人员。

表 7-1　水处理各单元的日常监测项目

监测对象	监测项目	监测周期(参考)	结果指示(参考)
沉淀式过滤器	压力差 冲洗周期、时间设置	每天 每天(开机)	压力差<10 PSI 时钟设置透析治疗后
滤芯式过滤器	压力差	每天	压力差<40 kPa
软化水器	出水硬度	每天(关机)	硬度<17.2 ppm
软化水器盐箱	未溶解的盐厚度	每天(关机)	余盐厚度>50%
炭吸附床	出水游离氯或总氯	每班病人开始前	游离氯<0.5 mg/L 或总氯<0.1 mg/L
反渗透装置	产水电导率(TDS/电阻率),脱盐率产水、浓水流量,监测回收率	制造商推荐周期(持续监测) 每天(持续监测)	脱盐率>90%,电导率<5 μs/cm 产水流量>75%,直供系统≥0.5 m/s 非直供系统≥0.9 m/s,回收率在60%～70%
去离子装置	产水电阻率	持续	电阻率>1 MΩ/cm
内毒素过滤器	压力差	每天	压力差<3 kg
水箱	细菌及内毒素	每周检测,直到符合标准	细菌<200 cfu/ml 内毒素<2 EU/ml
输送管道	细菌及内毒素	每周检测,直到符合标准 每月	细菌<200 cfu/ml 内毒素<2 EU/ml
紫外线装置	输出能量	每月	输出能量 >30 (mW·s)/cm
臭氧消毒装置	臭氧浓度及接触时间	每次消毒时	臭氧浓度>0.2～0.5 mg/L,接触时间>10 min
热水消毒装置	热水温度及接触时间	每次消毒时	温度>80 ℃,接触时间>20 min

第二节　血液净化水处理系统化学污染物监测

1. **供水监测**　定期检测供水的化学污染物含量。至少每年检测一次，与市政供水单位保持联系，以了解水质随季节的变化。

2. **反渗水监测（直接监测）**　定期检测反渗水的化学污染物含量，至少每年检测一次，应在反渗装置或去离子装置出口处的采样口取样。反渗水必须符合中华人民共和国医药行业标准YY 0572—2005《血液透析和相关治疗用水》的行业标准，并参考2008年AAMI标准。

3. **化学污染物持续监测（RO系统）**　监测RO系统的电导率，包括通过反渗透膜前、后水的电导率，后者反映水中溶解固体总量（TDS）。计算总溶解固体（盐）清除率（percent rejection）应＞80%。

4. **水处理系统微生物污染物监测**　微生物监测取样点：

（1）反渗水离开RO机进入储水桶之前（或进入透析机之前）。

（2）若有储水桶，应在储水桶出水口。

（3）反渗水输送系统回路终点（回到RO机或储水桶）。如果安装细菌过滤器，还应在过滤器前、后取样。

（4）透析器复用室反渗水进口。

（5）透析液制备室反渗水进口。

第三节　细菌和内毒素测定频率

1. 细菌培养应每月测定一次，若超标，应每周测定一次，直至达标为止。

2. 内毒素检测至少3个月1次。

3. 标本采集：从取样点取样，取样前，取样点须至少冲洗1 min。

4. 取样点不需要消毒。若要消毒,应使用酒精消毒,采样时应确保酒精已完全挥发避免污染样品,不应使用含氯消毒剂或其他消毒剂。

第四节 细菌和内毒素超过干预水平的处理

1. 检查反渗水输送系统的消毒程序及反渗水输送管道系统中的死角、细菌过滤器。

2. 清洗和消毒 RO 膜,消毒反渗水输送系统,包括整个输送循环管路。

3. 在 RO 水输送系统安装内毒素过滤器和(或)增加细菌过滤器的消毒频率。

4. 确保机器上的进水管已经消毒。

第五节 反渗水流量的监测

在一些情况下,水处理系统中的细菌会附着在管壁上,形成一层生物被膜。为了抑制细菌的黏附和生长,反渗水需要有一定的流速。控制反渗透机的回收率,系统回收率应小于 75%,一般排水流量计指示是产水流量计 1/2。不同的 RO 输送系统,对 RO 水的流速有不同的要求。

1. 直供水系统 推荐最小水流速为 0.5 m/s。

2. 非直供水系统 推荐最小水流速为 0.9 m/s。

3. 在反渗水回路终端(进入储水桶前,或进入 RO 系统前)安装流量表,监测反渗水流速。水流速计算公式:

$$V = Q/A$$

式中:V——水流速(m/s);

Q——水流量(m^3/s);

A——输水管截面积(m^2,$A=1/4\times\pi\times$管内直径^2)

第六节 反渗水产水量的要求

1. 每台透析机的实际用水量 常规透析 500 ml/min、高效透析 800 ml/min、在线血液透析滤过 850 ml/min。调节反渗透膜的工作压力,高压泵出口压力一般在 1~1.5 MPa,压力增高产水量增加。

2. 配制透析液和透析器复用用水 复用一只透析器相当于至少 3 台普通透析机的用水量,配制透析液时瞬间用水量可以很大。

3. 反渗水供水方式 非直供式按照实际透析机用水的最大量配备;直供式按实际透析机用水量的 1 倍配备。

4. 反渗透膜出水量的衰减和温度对产水量的影响 反渗透膜每年有 3%~5% 的衰减,例如,25 ℃ 时 10 床的产水量为 5.0 L/min,5 ℃ 时产水量下降为 2.6 L/min。

第七节 反渗水水质的监控

1. 反渗水电导率正常值应小于 10 μs/cm,一般控制在 5 μs/cm 以下,如发现较快升高应查找原因。按时对系统进行清洗、消毒,一般每 3 个月 1 次。

2. 纯水的 pH 值应维持在 5~7 的正常范围。

3. 细菌培养应每月 1 次,要求细菌数<200 cfu/ml,采样部位为反渗水输水管路的末端。每台透析机每年至少检测 1 次。大于 50 cfu/ml 就应该寻找原因,采取干预措施。

4. 内毒素检测至少每 3 个月 1 次,要求内毒素<2 EU/ml;采样部位同上。每台透析机每年至少检测 1 次。

5. 透析用水化学污染物和微生物要求必须符合中华人民共

和国医药行业标准 YY 0572—2005《血液透析和相关治疗用水》的标准,并参考2008年 AAMI 标准,化学污染物情况至少每年测定1次,软水硬度及游离氯检测推荐每天进行1次。

6. 反渗水供水方式的要求　直供式(大循环)、非直供式(密闭水箱)。

7. 反渗水供水管道的要求　避免管道死腔和分支。

第八章　透析液配制

第一节　透析液配制室

1. 浓缩液配制室应位于透析室清洁区内相对独立区域,周围无污染源,保持环境清洁,空气应该每班消毒 1 次。

2. 浓缩液配制桶须标明容量刻度,应保持配制桶和容器清洁,定期消毒。

3. 浓缩液配制桶及容器的清洁与消毒

(1) 浓缩液配制桶:每日用透析用水清洗 1 次;每周至少用消毒剂进行消毒 1 次,并用测试纸确认无消毒液残留。配制桶消毒时,须在桶外悬挂"消毒中"警示牌。

(2) 浓缩液配制桶滤芯:每周至少更换 1 次。

(3) 容器:应符合《中华人民共和国药典》,国家/行业标准中对药用塑料容器的规定。用透析用水将容器内外冲洗干净,并在容器上标明更换日期,每周至少更换 1 次或消毒 1 次。

第二节　透析液配制

1. 制剂要求

(1) 透析液应由浓缩液(或干粉)加符合质控要求的血液净化透析用水配制,透析用水水质要求可参考本书第七章血液净化透析用水处理系统的质量控制要求。

(2) 购买的浓缩液和干粉,应具有国家相关部门颁发的注册证、生产许可证或经营许可证、卫生许可证。

(3) 医疗机构制剂室生产血液透析浓缩液应取得《医疗器械

生产企业许可证》后按国家相关部门制定的标准生产。

2. 人员要求　透析室用干粉配制浓缩液（A 液、B 液），应由经过培训的血透室护士或技术人员实施，应做好配制记录，并有专人核查登记。

3. 配制流程

（1）浓缩 B 液配制：为避免碳酸氢盐浓缩液细菌生长，降低运输和储存价格，常以塑料袋装固体碳酸氢钠，密封保存，使用前用纯水溶解。碳酸氢盐也可装入特制罐内，透析时直接装在血透机上，由机器自动边溶解，边稀释，边透析。

① 单人份配制：取量杯一只，用透析用水将容器内外及量杯冲洗干净，按所购买的干粉（B 粉）产品说明要求，将所需量的干粉（B 粉）倒入量杯内，加入所需比例的透析用水，混匀后倒入容器内，使容器内干粉（B 粉）完全溶化即可。

② 多人份配制：根据患者人数准备所需量的干粉（B 粉）。将 B 液配制桶用透析用水冲洗干净后，按所购买的干粉（B 粉）产品说明中规定的干粉（B 粉）与透析用水比例，加入相应的干粉（B 粉）和透析用水，开启搅拌开关，至干粉（B 粉）完全溶化即可。将已配制的浓缩 B 液分装在清洁容器内。

③ 浓缩 B 液应在配制后及时使用，如果遇到特殊情况应在 24 h 内使用。

（2）浓缩 A 液配制：浓缩 A 液的配制流程与浓缩 B 液配制流程相同。根据透析单位使用透析机型号，决定配制透析液的倍数。按照倍数，计算出氯化钾、氯化钙、氯化镁、醋酸和葡萄糖需要量，加适量纯水配制而成。市面已有固体或袋装酸性透析液销售。

第三节 透析液成分及浓度

透析液成分与人体内环境成分相似,主要有钠、钾、钙和镁 4 种阳离子,同时含有氯和碱基 2 种阴离子,部分透析液含有葡萄糖,具体成分及浓度见表 8-1。

1. 钠 常用透析液钠离子浓度为 135~145 mmol/L,对于少数具有特殊病情(如低钠血症、高钠血症等)的患者用低钠(钠离子浓度低于 130 mmol/L)或高钠(钠离子浓度高于 145 mmol/L)透析液。

2. 钾 透析液钾离子浓度为 0~4 mmol/L,常用钾浓度为 2 mmol/L,临床应依据患者血钾浓度适当调整。

3. 钙 终末期肾衰竭患者有低钙血症倾向。常用透析液钙离子浓度一般为 1.5 mmol/L;当患者高钙血症时,透析液钙离子浓度调至 1.25 mmol/L;当患者低钙血症时,透析液钙离子浓度调至 1.75 mmol/L。

4. 镁 透析液镁浓度一般为 0.5~0.75 mmol/L。

5. 氯 透析液浓度与细胞外液氯离子浓度相似,一般为 100~115 mmol/L。

6. 葡萄糖 分为含糖透析液(5.5~11 mmol/L)和无糖透析液两种。

7. 透析液碱基 目前较少使用醋酸盐透析液,代之以碳酸氢盐透析液。透析液碳酸氢盐浓度为 30~40 mmol/L。碱性浓缩液以固体形式保存,使用时现配。

8. 醋酸根 酸性浓缩液中常加入 2~4 mmol/L 醋酸,以调整透析液 pH 值、防止 CO_2 挥发丢失并防止钙、镁沉积。

表 8 - 1　碳酸盐透析液中的溶质浓度

成分	浓度	成分	浓度
钠	135～145 mmol/L	醋酸根	2～4 mmol/L
钾	0～4.0 mmol/L	碳酸氢根	30～40 mmol/L
钙	1.25～1.75 mmol/L	葡萄糖	0～11 mmol/L
镁	0.5～0.75 mmol/L	二氧化碳分压	40～110 mmHg
氯	100～115 mmol/L	pH	7.1～7.3

第四节　透析液质量控制

1. 取浓缩液样品 1 份,按倍比稀释倍数加透析用水 34 份,稀释成透析液,检测下列各项指标:

(1) 电导率:0.13～0.14 s/m。

(2) pH:7.1～7.3。

(3) 渗透压:280～300 mmol/L。

(4) 血气分析:$p(CO_2)$ 5.3～8.0 kPa(40～60 mmHg),HCO_3^- 30～35 mmol/L。

2. 每月进行透析液的细菌培养,应当在水路末端水进入血液透析机的位置收集标本,细菌数不能高于 200 cfu/ml,登记并保留检验结果;若大于 50 cfu/ml 应该寻找原因,采取干预措施。

3. 每 3 个月对透析液进行内毒素检测一次,留取标本方法同细菌培养,内毒素不能超过 2 EU/ml,登记并保留检验结果。

4. 自行配置透析液的单位应定期进行透析液溶质浓度的检测,留取标本方法同细菌培养,登记并保留检验结果。

第九章 血液净化透析用水处理系统清洗和消毒

水处理系统在运行中,反渗透膜会被无机盐垢、胶体、微生物、金属氧化物等污染,这些物质沉积在膜表面上,将引起膜的阻塞、出水量降低或脱盐率下降。因此,为了恢复膜的透水性和除盐性能,需要定期对反渗透膜进行清洗及消毒。

第一节 清 洗

与工业领域的水处理设备状况不同,血液透析用水处理系统每天夜间都会处于停运状态。如果膜单元及供水管路中的水超过一定的时间不流动,反渗透膜单元就会受到水中可能存在的悬浮物或难溶解的物质污染。这些污染物主要包括硫酸钙垢、碳酸钙垢、金属氧化物垢、硅岩和有机物的沉积,进而造成细菌及内毒素的沉积和滋生。因此,水处理系统应该具备自动冲洗功能。一般情况下,水处理系统应3~12个月冲洗1次,冲洗部位是反渗透膜单元和供水管路。

1. 膜清洗条件 应根据膜制造商提供的清洗原则进行。当发现下列情况之一时应立即清洗:① 标准 RO 水流量下降 10%;② 标准膜压差增加 10%;③ 标准系统脱盐率下降 2%;④ 确认有污染或结垢发生;⑤ 有微生物污染或生长趋势时。

2. 清洗药剂 膜制造商对污染物采用的清洗药剂有不同的要求,应使用膜制造商提供的清洗配方。原则上酸性清洗剂用于除去无机沉淀物,pH 值可调至 2~4;碱性清洗液用于除去有机物,pH 值可调至 10~12;微生物用消毒剂,如过氧乙酸(浓度低于0.2%,浸泡时间小于 2 h,溶液中不含铁或过渡金属)、甲醛、异噻唑啉。但复合膜不能用含氯消毒剂,凡氧化性药剂均会对反渗透膜造成一定的破坏,应控制使用。

第二节　消　毒

　　合格的水处理系统可以暂时除去水中绝大部分化学物质和微生物,但却无法绝对杜绝水处理系统中微生物的污染。细菌可以在反渗透膜上生长繁殖,并可以逐渐穿透反渗透膜进入纯水系统。另外,反渗透膜后面的供水系统也会受到细菌的侵入而形成二次污染,比如储水罐、阀门等。一旦细菌进入纯水系统,就会很快繁殖起来。这是因为纯水缺乏自由氯和氯胺的保护,特别适合细菌生长。即使安装紫外线杀菌灯,也不能完全杀灭所有的细菌。目前,无论多么先进的水处理系统,都无法彻底杜绝微生物污染而不需做消毒维护。因此,应该按质量控制要求每月对反渗水作细菌培养,发现有细菌生长,及时对系统进行消毒。由于部分微生物培养条件特殊,当常规培养方法显示无细菌生长时,仍然要做到每3个月应对反渗透系统作预防性消毒。当细菌超过或接近50 cfu/ml、停机 48 h,或反渗纯水管路系统经过改造后,则必须及时消毒。

　　水处理系统的消毒方式主要分为:化学消毒、臭氧消毒和热消毒三种。不管采用哪种方式都要在相关的有效浓度或温度的情况下,达到足够的接触时间才能实现有效的消毒效果。等消毒完成后需要对部分不能及时分解的有害物进行充分冲洗。在重新用于透析前应该对水处理系统进行消毒液残留浓度监测。因化学消毒剂具有毒性,为了保证病人治疗安全,消毒操作必须严格管理,由受过训练的专人执行。消毒必须严格按规程执行并把消毒过程列表记录在案。

　　1. 化学消毒法　大部分用于透析设备消毒的化学消毒剂均由证实为具有很好杀菌记录的化学物质衍生而成,已经在医院里被常规使用。在消毒剂的选择上不仅要考虑通常的杀菌能力,而且还应考虑一些特殊因素,如接触时间、毒性物残留、操作问题、生物相容性、稳定性、材料兼容性等。要根据这些参数最终确定用于水处理系统的消毒剂。最佳的消毒剂不但能够消毒而且有除垢和清洗的效果。化学消毒法是目前我国透析中心最常用的水处理系统消毒方法。将消毒剂配制成合适的浓度,通过循环泵使消毒剂循环在整个系统。化学消毒的优点是如果操作正确,浓度配制准确,其消毒效果可靠,而且不受系统本身的限制,可以自己动手搭建简易的消毒设备回路,可以对目前几乎所有的水处理进行消毒。目前常用的消毒剂主要有过氧乙酸、次氯酸钠和一些专用消毒剂。

（1）过氧乙酸消毒法:过氧乙酸是目前常用消毒剂,有效浓度0.1%～0.2%,有较好的消毒效果,安全性也较高。但使用中应该注意最终的 pH 值,pH 值过低,消毒效果虽然更好,但对于反渗机的一些材料会有较大的腐蚀性,严重降低反渗机的寿命或使其失效。另外,过氧乙酸的稳定性很差,应该当时稀释当时使用,避免消毒液失效。过氧乙酸对系统都有一定的腐蚀性,使用中要注意浓度。次氯酸钠不建议用于反渗透膜的消毒,但是可作为反渗水箱和送水管道的消毒,特别是对于生物膜的清除有一定的作用。

（2）经卫生行政主管部门批准的其他消毒剂。

（3）消毒有效性和安全性:消毒过后保留在设备中的残留消毒剂可能对患者和操作者产生危害。残余物的量根据消毒剂的使用条件、材料的特殊成分和设备冲洗方法的不同而有变化。因此,将残留物分析和定量是非常重要的,这样可以避免对患者的潜在健康危害。另外,在设备更换消毒剂的过程中工作人员完全暴露在消毒剂溶液下,因此工作人员在操作杀菌过程中对其健康的潜在危害要有一个评估,要有恰当的预防措施。无论用哪种消毒剂,都要考虑是否有相应的检测手段,并且在操作过程中对消毒液进行检测。检测包括两个指标:有效浓度和残余浓度。在消毒时确定系统内各个部位的消毒剂浓度是否达到了有效浓度,在消毒结束后,要确定消毒剂是否已经冲洗干净,残余浓度是否已经在安全范围内。消毒剂残留浓度安全标准可参考以下标准:过氧乙酸<1 mg/L、Renalin<3 mg/L、次氯酸钠-自由氯<0.5 mg/L或氯胺<0.1 mg/L或总氯<0.1 mg/L、戊二醛<1~3 mg/L。如果没有检测手段或检测结果,那么我们很难确定最终消毒结果的有效性和安全性。目前一些厂家提供了专业的消毒产品,例如各种不同配方含过氧乙酸的商品成品桶装消毒剂,其特点是配比浓度准确和安全性高,对设备的腐蚀性很低,不会降低水处理的稳定性和使用寿命,对操作人员和环境也没有危害。这是因为这种消毒剂可以自然降解成无害的水和醋酸,消毒效果也很出色,而且稳定性高。

2. 臭氧消毒法 臭氧在有效的浓度和时间内可以有效地杀灭细菌并降解内毒素。它是通过空气氧产生,然后被注入系统的水中。有效浓度0.2~0.5 mg/L接触10 min可以完全杀死细菌、孢子和病毒。如果要清除内毒素则需要更高的浓度和更长的接触时间。消毒时需要对水中的臭氧浓度进行监控,同时要检测周围空气中的臭氧浓度,只有小于0.1 ppm时才符合标准要求。臭氧为强氧化剂,可损坏多种物品,浓度越高对物品损害越重,可使铜片出现绿色锈斑,特别是使橡胶老化、颜色变暗、弹性降低,以致变脆、断裂。臭氧对一些材料的腐蚀性很大,加快了设备的老化,使用上要注意。适合臭氧消毒的管道包括PVC(低浓度)、PVBF和不锈钢。鉴于臭氧的强氧化性会对反渗透膜产生损伤,不推荐作为反渗透膜的消毒方式。臭氧易于生产(仅需要空气和臭氧发生器)而且不需要长时间冲洗,所以可以非常方便地对水箱和供水管路消毒,但是要考虑对气囊中橡胶的腐蚀。

3. 热消毒 是一种新兴的杀菌技术,目标是完全取代化学物质杀菌,避免出现残留问题,有助于降低对环境污染的影响。热消毒水处理系统分为两种:一种是只能对后面的供水管路热消毒,而且管路也必须由耐热的PEX或不锈钢管等材料制成;而真正意义的热消毒应该是能够对反渗机内反渗膜和后面纯水供水管路进行整合一体热消毒（双热消毒系统），生物学指标可以达到超纯化水标准。一些带大型热水箱的热消毒水处理系统还可以为血透机提供热水，即进行水处理的反渗系统与输水管系统和血透机在线联合热消毒，解决了一直被忽略的血透机进水管无法消毒的问题。热消毒功能往往是水处理系统自身配置的，操作较简单，因此可以频繁操作。另外，热消毒只是对水进行加热，没有化学药剂，不存在残留问题，而血液透析对进水温度与透析液监控和保护都非常严密，故热消毒安全性高，对患者和操作人员没有伤害。热消毒系统一般是在反渗机上设置一个可以自动控制的水加温系统，在消毒时，加温系统自动将水加热到 85~90 ℃，同时将热水循环至整个水处理系统，达到消毒的作用。应该注意的是能够进行热消毒的水处理系统与普通水处理系统是不一样的，主要是反渗透膜的连接材料、管路、阀门等需要加热的部位要使用特殊材料，装配要求也更严格一些。虽然热消毒有这些优点，但是也要注意，热消毒系统的效果决定于加热的温度和热水与消毒部位的接触时间，一旦温度和热水接触时间没有达到消毒的要求，其消毒效果会降低，需要延长接触时间或增加消毒频率以保证消毒效果。

第三节　紫外线消毒装置

紫外线消毒装置主要应用于间接供水模式中，实现纯水箱内部和输送管路的实时辐射杀菌功能。紫外线的产生是一种电离过程，当紫外线强度达到一定程度并辐射一定时间后能够杀灭多种细菌。微生物对紫外线的耐受性在水路比在空气中高。紫外线杀菌的效果决定于紫外灯的能量和每种细菌的耐受性。紫外灯的结构和水通过紫外灯的流速影响紫外线的穿透性，而水中矿物质、有机物、胶体的浓度和灯上水垢对紫外线的穿透性也有一定影响。紫外灯的紫外线强度主要由电压、水温和工作时间决定。紫外光源由水银灯提供(冷蒸气水银)，外面有石英保护套，可耐受高温。

低压水银灯发射的波长 254 nm 的紫外线对杀灭细菌最有效，辐射量至少为 30 $(MW \cdot s)/cm^2$，当最小辐射量低于 16 $(MW \cdot s)/cm^2$ 时应更换灯管或根据随机文件说明书中要求的更换灯管周期。紫外线在有效辐射量的范围内杀菌效果很好，但杀菌的同时增加了水中的内毒素，因此一般在其后面安装内毒素过滤器，以保证出水的内毒素指标达到标准要求。

第四节　中央供液系统的消毒

1. 中央供液系统的消毒与水处理系统消毒相似。

2. B 液系统的碱性环境容易孳生细菌，建议每天清洗及每周消毒。

3. A 液系统由于酸性环境，建议每周清洗(防止盐结晶)和消毒一次。

4. A、B 液系统消毒时储液箱应被消毒液完全浸泡，如采用消毒液喷淋式系统可以节省消毒液用量。

第十章 水中超标物质的种类和对人体的影响

第一节 微生物

水中的微生物主要是细菌（例如铜绿假单胞杆菌）及其释放和降解产物（内毒素），偶尔也有真菌（例如白色念珠菌）、病毒和酵母等。

1. **细菌** 水和透析液中常见的细菌是革兰阴性（G^-）菌和非结核性分支杆菌（nontuberculous mycobacteria，NTM），例如龟分支杆菌，它们特别适应在水路中生存。由于这类细菌能形成一种生物膜，使它能够附着在物体的表面，很难被清除。尤其在反渗透膜、输送水管道、储水箱等地方，由于生物膜外层生成的蛋白多糖复合体（glycocalyx）能够保护内部的细菌对抗消毒剂，而且内部细菌不断释放内毒素，常常导致消毒效果下降。革兰阴性菌在透析用水和透析液中存在，当有合适的 pH 值、营养和温度时，它们能很快地繁殖。如果透析膜出现破坏，细菌就可以进入患者的血液中，引起菌血症。如果透析膜不破，细菌的产物和细胞膜的成分也可以通过透析器膜孔进入血液，引起患者的致热反应，使患者出现发热、寒战、低血压、恶心等症状，严重的可导致患者死亡。细菌可以被很多种方法杀死，包括加热和化学杀菌，它们也可以被水处理的一些系统过滤掉。

2. **内毒素** 是 G^- 细菌细胞壁的成分，也称为脂多糖（lipopolysaccharide，LPS），包括脂质 A、肽聚糖（peptidoglycans）和胞壁酰肽（muramyl peptides）。革兰阳性（G^+）细菌分泌外毒素。当细菌死亡分解或繁殖时，内毒素便被释放出来。因为内毒素能引起透析患者的发热反应,所以又称为致热原,由此而引起患者的反应称为热原反应。透析患者长期与含有内毒素的水接触可引发慢性并发症,如免疫功能下降、淀粉样病变、动脉粥样硬化、血管疾病、分解代谢亢进等,同时也引起透析患者机体对促红细胞生成素的抵抗。因为内毒素不是一种活体,不可能被杀死,也很难被清除,所以通常情况下保持水中细菌的低浓度,保证水和透析液系统处于流动状态,可以避免生物膜的扩大与内毒素的积累。在水处理系统中能去除内毒素的单元包括活性炭、反渗透膜、超滤膜和内毒素过滤器等。

3. 病毒 病毒在没有宿主的情况下是不能繁殖的,在一定程度上算不上是真正的生物。病毒必须依靠宿主细胞器才可以繁殖。因此,只要把病毒赖以进入宿主细胞的手段去除(例如与宿主细胞膜相对应的外胞膜),病毒便失去繁殖能力(不能进入宿主细胞,即灭掉活性或灭活)。尽管在微生物世界中病毒的体积一般算是最小的,但仍不能通过完整的分子级别的透析膜。但是如果透析膜破损,将增加病毒进入血液机会。除非受血透室的环境或血液污染,一般透析用水中是不会出现能感染人类细胞的病毒的。自来水源中的天然病毒一般以其他水中微生物为宿主,不能感染人类。病毒可被多种物理消毒方法(例如高温)及化学消毒剂消灭(灭活)。

第二节 化学物质

1. 残余氯 是指水中含氯化合物与游离氯总和。含氯化合物如一氯胺(NH_2Cl)、二氯胺($NHCl_2$)等,是氯与存在水中的氨化合反应而生成。

$$Cl_2 + H_2O \longleftrightarrow HOCl + HCl$$

$$HOCl + NH_3 \longleftrightarrow NH_2Cl + H_2O$$

$$\text{HOCl} + \text{NH}_2\text{Cl} \longleftrightarrow \text{NHCl}_2 + \text{H}_2\text{O}$$

$$\text{HOCl} + \text{NHCl}_2 \longleftrightarrow \text{NCl}_3 + \text{H}_2\text{O}$$

以上氯与氨的反应主要受水中 pH 值和氯与氮质量比的控制。游离氯是指水溶性分子氯、次氯酸或次氯酸根或它们的混合物,它们相对比例取决于水的 pH 值和温度。有效氯指氯化剂所含的氯中可起氧化作用的比例。Cl_2 含有两个氯原子,在起氧化作用时夺取的电子数为 $2e$,其有效系数可以认为等于 $2e/2Cl^- = 1$。无论测定水氯浓度、NaClO 浓度、有效氯、水中残余氯含量,实际都是测定溶液中超氧化作用的氯含量。有效氯被用来进行饮用水的消毒,杀死水中的细菌、病毒和真菌。活性氯和氨反应生成活性氯胺,它具有氧化性(与氧发生反应破坏细胞壁),如果患者与高浓度活性氯或氯胺接触,可发生溶血(红细胞破裂)导致急性贫血。

氯胺能够以弥散方式通过透析膜,所以要求透析用水中活性氯胺不能超过 0.1 mg/L,游离活性氯不能超过 0.5 mg/L,活性氯胺的测定方法比较复杂,可通过测定游离活性氯含量来间接监测活性氯胺的水平。

2. 可溶性无机盐 如果原水某些无机盐含量过高,或由于水处理某些元件功能失效,会导致最终 RO 水或透析液中含有某些离子增高和存在微量元素,这些成分异常会引起一系列相关病变和并发症。

(1)无机离子:包括钠、钾、钙、镁。钠离子增高引起头痛、口渴、高血压、肺水肿、精神错乱、心动过速、抽搐、昏迷。钾离子增高引起心脏传导阻滞。如果水中钙镁离子浓度过高,可引发"硬水综合征",典型的症状有恶心、呕吐、发热感、血压高、头痛、神经错乱、癫痫、记忆丧失和记忆障碍。

(2)微量元素:包括铝、铜、锌、镉、砷、汞、铅、银、铁、硒、铬、硅和钡等。

① 铝:水中铝的产生是由于自来水中加入硫酸铝,产生絮状沉淀使浑水澄清。另外铝还来源于水加热系统中的铝电极,透析管道系统中的铝泵等。除此之外,通过胃肠道进入体内的食物、饮水、药物中的铝也可以部分进入血液。当血清中铝含量$>500\ \mu g/L$时,可引起急性铝中毒。持续含量在$100\sim200\ \mu g/L$,可引起慢性铝中毒。产生的并发症有铝脑病、铝相关骨病及抵抗红细胞生成素的小细胞低色素性贫血等。

② 铜:是组成血红蛋白的基本微量元素,也是与造血有关酶的组成成分,参与氧化磷酸化作用、单胺的降解、黑色素合成、维生素 C 代谢等。铜中毒是由于透析水经过的管道中有铜离子的释放或在自来水中加入硫酸铜用于去除藻类。当浓度在$400\sim500\ \mu g/L$时,红细胞与游离铜接触可发生急性溶血,引起发热、严重贫血、肝损伤,导致死亡率增加。

③ 锌:是将近 70 种酶的基本成分。在透析患者的血浆中,锌含量为$630\sim1\ 020\ \mu g/L$,引起透析水锌污染与电镀的水箱和水管中锌的释放有关。如果血浆中锌含量大于$7\ 000\ \mu g/L$,可引起发热、恶心、呕吐和严重贫血。现代水处理设备由于应用离子交换和反渗设备,能够保证患者的正常锌含量在$800\sim1\ 200\ \mu g/L$。发生低血浆锌的现象是由于透析引起锌的丢失或是口服硫酸亚铁影响肠道对锌的吸收。锌缺乏的主要症状有智力障碍、精神抑郁、视觉障碍、伤口不能愈合、嗅觉减退、厌食、血浆睾酮水平降低,以及性功能缺乏等。

④ 镉:是一种由于环境污染而普遍存在于人体内的微量元素。严重镉中毒可导致骨软化,透析患者慢性镉积累可引起顽固性贫血。

⑤ 砷:慢性砷中毒可引起皮肤色素沉着、肝脏问题和神经系统损害。一般情况下,透析中的砷浓度低于最低值,但由于它与血清蛋白结合,所以容易蓄积。

⑥ 汞:慢性汞中毒可以产生神经系统损害、肾脏疾病和口腔

炎等问题,也可以引起震颤、失眠和语言障碍等并发症。

⑦ 铅:铅中毒有皮肤和胃肠的表现(急性腹痛、顽固性便秘),也有神经系统的表现(纹状肌麻痹)和红细胞的损伤,其典型表现是红细胞膜上的嗜酸性斑点。铅对透析用水的污染根据城市所处的地理位置不同而异。由于铅和蛋白结合,所以血液滤过透析不能去除铅。

⑧ 银:银对透析用水的污染与整体的微量元素有关,但目前没有临床报道。

⑨ 铁:高浓度的铁可以在许多地下水中以碳酸盐和硫酸盐的形式存在。铁在透析水中不能引起急性并发症。但是,如果长时间与高浓度铁接触可引起含铁血黄素沉积症、贫血和骨病。

⑩ 硒:是基本的微量元素,存在于谷胱甘肽过氧化酶内。这种酶能防止蛋白质、碳水化合物及脂类被氧化。硒缺乏时可发生充血性心肌病、贫血、免疫功能改变、骨骼肌病变和增加心血管系统的发病率。透析患者如处于低硒的情况下,硒的水平和蛋白分解代谢速度成正比。因为硒与蛋白结合,透析不能去除硒。

⑪ 铬:是人体需要的基本微量元素,但当它们以六价形式存在时有特殊毒性,可以使皮肤、鼻溃烂。

⑫ 硅:是地球表面普遍存在的第二大元素,是位于线粒体中的基本微量元素。在透析患者血浆内如发现高浓度硅,可引起肾脏、骨骼和乳腺的疾病及贫血。

⑬ 钡:钡污染透析用水常常伴有其他微量元素的增加,没有临床反应的报道。

(3) 其他物质:如硝基盐、亚硝基盐、亚硝胺、硫酸盐、氟化物。

① 硝基盐、亚硝基盐、亚硝胺:因为有机肥料的大量使用,污染了地下水,所以自来水中有可能存在硝基盐、亚硝基盐或亚硝胺盐。高浓度的硝基盐可诱发正铁血红蛋白血症,引起发绀和血压下降。正铁血红蛋白的产生是因为大肠的微生物将硝酸盐转化为亚硝酸盐,亚硝酸盐被吸收引起血红蛋白直接氧化为无功能的正

铁血红蛋白。它的另一个潜在危害是致癌性。

② 硫酸盐:硫酸盐可诱发恶心、呕吐和代谢性酸中毒。

③ 氟化物:氟的相对分子质量只有 19,可以很容易由透析液进入血液。城市自来水中通常含有 53 μmol/L 左右的氟。配制透析液的水中氟含量不能超过 11 μmol/L。血液透析患者血清中氟含量不能超过 1.3 μmol/L。透析患者的氟中毒与自来水中氟浓度过高有关。氟具有氧化性,可以直接干扰多种细胞代谢过程。也可以与有机物结合产生特殊的毒性,因为它是带负电荷离子,与阳离子有很强的结合力,降低钙、镁在血清中的含量。高氟的临床并发症开始是恶心、呕吐和心脏兴奋增强,随后发生迟缓性心律失常和手足抽搐。如果氟与钙结合可以干扰血液凝固,有出血点和使受伤部位增加出血危险性,如果不及时处理可能引起死亡。长期低水平的氟中毒可造成骨软化和骨质疏松。

④ 气体:包括氧气、氨、硫化氢、氮和氯等。

第三节 不溶性颗粒和纤维

水路含有大量的不溶性颗粒、纤维和胶体,如沙子和泥土等。在水处理过程中要通过过滤器去除这些物质,防止损坏设备和反渗透膜。透析用水中污染物质和相应临床症状见表 10-1。

表 10-1 水中的污染物质和临床症状

污染物	急性中毒反应	慢性中毒反应
铝	神经方面症状	透析痴呆、骨软化、骨发育不全、心肌功能失常、贫血
芳香烃	—	致癌
砷	—	皮肤色素沉着、肝脏和神经系统损害
镉	—	贫血

污染物	急性中毒反应	慢性中毒反应
钙	硬水综合征:恶心、血压高、头痛、发热感、神经系统错乱、癫痫、记忆丧失、定位障碍	虚弱、进行性嗜睡、出汗
氯胺	溶血、正铁血红蛋白血症	呕吐、血压下降、死亡
活性氯	氧化应激、形成氯胺	致癌、呕吐、血压下降、死亡
铜	溶血、发热	胃肠不适、顽固性血压下降、肝脏损害
氟化物	头痛、恶心、心律不齐、手足抽搐、出血点、换气困难、心脏兴奋、高血钾、高血钙、酸中毒	骨软化、骨质疏松
甲醛	溶血	—
过氧化氢	溶血	—
次氯酸盐	溶血	—
铅	腹痛、顽固性便秘、呕吐、神经系统紊乱	神经系统紊乱、贫血
镁	硬水综合征、心律失常	皮肤烧灼感
硝酸盐	—	致癌
过氧乙酸	溶血	
钾	高血钾:缓慢性心律失常 低血钾:快速性心律失常	
硅	—	骨和乳腺疾病、贫血
钠	高钠:口渴、高血压、细胞内脱水(恶心、呕吐、定向力消失、昏迷) 低钠:血压下降、细胞水肿(脑水肿、溶血)	高血压
硫酸盐	恶心、呕吐	
锌	溶血	贫血、精神抑郁、智力障碍、厌食、性功能减退

附录一　血液净化透析用水微生物检测方法

　　血液透析用水的细菌培养方法中,培养基、培养温度、培养时间及细菌接种方法的选择对结果至关重要。

　　1. 培养基　常用的培养基有胰蛋白胨大豆琼脂(tryptic soy agar,TSA)培养基、Reasoner's 2A(R2A)培养基、胰蛋白胨葡萄糖浸膏琼脂(tryptone glucose extract agar,TGEA)培养基及标准方法琼脂(standard methods agar,SMA)培养基等。其中,R2A培养基是一种乏营养培养基,营养成分较平板计数琼脂(plate count agar,PCA)广泛而含量低,它能促进受损细菌恢复性再生长。相对于PCA,细菌生长速度慢,形成菌落小,在48 h内准确计数困难,因而需延长培养时间,使菌落生长得足够大,但不会或少融合生长。

　　由于细菌生理、生化特征的多样性,没有哪种培养基可将水样中的存活细菌全部检出,每种培养基都趋向于只计数适应该种营养条件的一类细菌。富营养培养基支持快速生长的细菌生长,却可能抑制处理后的水中那些生长缓慢或处于受抑制状态的细菌的生长;而乏营养培养基有机物组成广泛但含量低,有利于受损细菌修复生长。透析用水经过一系列处理,其中的有机物质浓度很低,是极乏营养环境,水生菌主要是革兰阴性菌,故应选择针对此类细菌敏感的培养基(TSA、R2A、TGEA、SMA等)。

　　2. 培养温度及时间　培养温度和时间是非常重要的可变因素。不同的培养条件下,菌落数可能有很大的变化。一般情况下,高温(35～37 ℃)和短的培养时间(24～48 h)有利于动物和人体中的细菌生长。低温(20～28 ℃)和长的培养时间(5～7 d)有利于水中细菌生长。细菌总数会随培养时间延长而增加。一般情况下,12～14 d可达到最高计数,而在前6天,增长速率最快。对平板计数技术,最快增长发生在前 2~4 d。温度越高,达到 50％最高菌落数所需时间越短。如以 12~14 d 最高值为标准,则达到 50％数量,35 ℃需 4 d,28 ℃需 6 d,20 ℃需 8 d。长期培养不适合开展常规检测,建议在尽可能短的时间内完成菌落计数。

3. 细菌接种方法　常用的细菌接种方法有倾倒平板法(poured plate technique)、涂布平板法(spread plate technique,见附图 1-1)及膜过滤法(membrane filtration technique,见附图 1-2)。

(1) 倾倒平板法:简单、操作容易,但是培养基平板上生长起来的菌落可能起源于单个或多个细菌。如果是多个细菌团聚在一起,或者多个细菌同时黏附到某个无机或有机颗粒物表面,而水样前处理,主要是人工或机械混匀,不能使团聚或黏附细菌彼此分离,则最终只能形成 1 个菌落,必然导致对总数量的低估。

(2) 涂布平板法:是将一定浓度、一定量菌液移到固体培养基平板上,用涂布棒迅速将其均匀涂布,使长出单菌落。其前提条件是所有菌都能形成可见的菌落,1 个菌形成 1 个菌落。操作关键是培养基、培养条件的选择及确定待检液稀释倍数,同时要保证水样被完全吸收。

(3) 膜过滤法:适用于对细菌浓度非常稀薄(<1 cfu/ml)的液体试样进行菌种分离和计数及对矿泉水、瓶装啤酒等商品进行无菌试验,需要 1 个无菌过滤器及圆形滤膜(如直径 47 mm、平均孔径 0.45 μm)。具体操作是将一定量样本加至无菌漏斗中,盖上漏斗罩抽滤,必要时无菌水洗涤滤膜表面,然后去除漏斗,取出滤膜,接种至培养基上,注意挤出空气贴紧培养基表面。膜过滤法的优点在于可检测大量低浊度水样,提高细菌检出率,此外,产色素菌在滤膜上生长速度快,而且易挑出单菌落进行种类鉴定及生化分析;其缺点在于滤膜法检测可能受滤膜质量等因素的影响。建议用涂布平板法或膜过滤法来提高细菌检出率。

水生菌最理想的生长条件是相对营养成分少的乏营养培养基

以及 20 ℃ 左右的环境温度,在这种条件下,细菌生长缓慢,通常需要 5～7 天来形成菌落。而透析用水符合水生菌生长环境,很可能成为此类细菌生长的潜在水源。故应选择针对此类细菌敏感性高的培养基及方法进行培养。

许多国家和地区制定的标准均规定了透析用水的细菌培养方法及具体操作步骤,目前尚未达成一致性。AAMI/ANSI RD62 - 2006 标准建议选用 TSA 培养基,采用膜过滤法或涂布平板法, 35～37 ℃ 条件下培养,48 h 后菌落计数,同时该标准也建议不应采用血液琼脂培养基和巧克力琼脂培养基检测透析用水中细菌。 EBPG 标准的操作步骤基本同 AAMI 标准,不同之处在于建议选用 TGEA 或 R2A 培养基,20～22 ℃ 条件下培养,7 d 后菌落计数。各种培养基琼脂成分见附表 1-1。

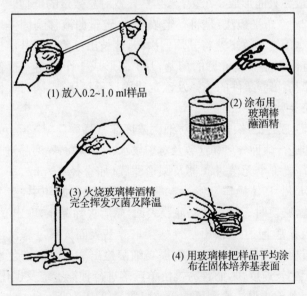

(1) 放入0.2～1.0 ml样品

(2) 涂布用玻璃棒蘸酒精

(3) 火烧玻璃棒酒精完全挥发灭菌及降温

(4) 用玻璃棒把样品平均涂布在固体培养基表面

附图 1-1 涂布平板法

附表 1-1 各种培养基琼脂成分列表

胰蛋白胨大豆琼脂 tryptic soy agar (TSA)		胰化蛋白胨葡萄糖琼脂 tryptone glucose extract agar (TGEA)		R2A 琼脂 * reasoner's 2A agar		营养琼脂培养基 * * (用于培养需氧菌) nutrition agar(NA)	
成分 (别称/英文名称)	浓度 (g/L)	成分 (别称/英文名称)	浓度 (g/L)	成分 (别称/英文名称)	浓度 (g/L)	成分 (别称/英文名称)	浓度 (g/L)
胰蛋白胨 (tryptone)	15	牛肉浸出粉 (beef extract)	3	酵母浸出粉 (yeast extract)	0.5	牛肉浸出粉 (beef extract)	10
大豆蛋白胨 (soy peptone)	5	胰蛋白胨 (tryptone)	5	胰蛋白胨 (tryptone)	0.5	蛋白胨 (peptone)	5
氯化钠 (sodium chloride)	5	葡萄糖(glucose / 右旋糖 dextrose)	1	葡萄糖(glucose/ 右旋糖 dextrose)	0.5	氯化钠(sodium chloride)	5
琼脂 (agar)	16	琼脂 (agar)	15	酪蛋白胰酶消化物 胨/胰酪胨 (casein hydrolysate)	0.5	琼脂(agar)	14
				淀粉(starch)	0.5		
				磷酸氢二钾(di-po- tassium phosphate)	0.3		
				硫酸镁(magnesium sulphate)	0.024		
				丙酮酸钠(sodium pyruvate)	0.3		
				琼脂(agar)	15.0		
25 ℃条件, pH7.0±0.2		25 ℃条件, pH7.0±0.2		25 ℃条件, pH7.2±0.2		25 ℃条件, pH7.1±0.2	

参考:
* OXOID 公司的 R2A 琼脂配方(PC: CM0906B);
* * 中国药典(三部)2005,附录 XII A(附录 73)无菌检查法;
中国药典(三部)2005,附录 XII G(附录 81-89)微生物限度检查法。

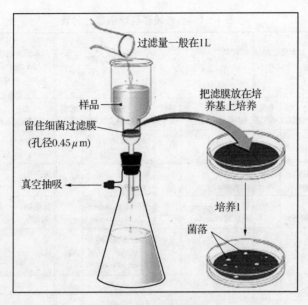

附图 1-2　膜过滤法

附录二 血液净化透析用水中残余氯控制标准及检测方法

1. 残余氯控制标准 透析用水余氯检测应该在水处理系统正常运行 15 min 后，从活性炭罐出口(进入反渗机或软水器前)采样检测，要求游离氯＜0.5 mg/L，氯胺＜0.1 mg/L，或总氯＜0.1 mg/L。要求总氯＜0.1 mg/L 是因为这是患者可暴露于氯胺的最大允许量。建议每天在每轮患者开始透析治疗前均检测活性炭罐后的游离氯和氯胺浓度，以保证透析过程的绝对安全。

(1) 应该设立 2 个串联碳罐，在第 1 个碳罐后设立取样口进行监测，这样当发现第 1 个碳罐后氯胺浓度超标时，可用第 2 个碳罐替换第 1 个碳罐，再安装 1 个全新的第 2 个碳罐。

(2) 为了应对可能出现的"碳罐突破"现象，在第 2 个碳罐后也应设立取样口。由于各地自来水厂投放氯和氨的时间以及投放量不固定，因此到达管网末端的自来水中残余氯浓度也是波动的，倘若自来水中的残余氯浓度急剧升高，虽然自来水与碳罐有足够的接触时间，但残余氯含量超出了碳罐的吸附能力，碳罐出口残余氯仍会超标，这就是"碳罐突破"现象。如果发现第 1 个碳罐后出现突破现象，应立即检测第 2 个碳罐后的余氯浓度，倘若也超标，需立即停止透析。

(3) 每 1 个碳罐在生成水最大流量之下的空床接触时间(EBCT)必须至少有 5 min，亦即共有至少 10 min。空床接触时间是指假设没有填充活性炭时，水流通过碳床所需要的时间，它可以用来估计水流与活性炭的接触时间：

$$EBCT = V/Q$$

式中：V——碳罐中的颗粒体积(m^3)；

Q——流经罐的液体的水流量(m^3/min)。

因此所使用碳罐的容量越大,水流量越小,清除效果越好。

(4) 所采用的活性炭颗粒碘值最少为900。

(5) 活性炭是不能再生的,倘若碳罐饱和,必须更换新的碳罐。

2. 残余氯检测方法　残余氯的检测方法大体可分为三类:化学分析法、分光光度法以及电化学余氯传感器法。需要指出的是,由于余氯溶液极不稳定,无论采用何种方法,均建议在现场快速进行检测。

(1) 化学分析法:化学分析法中常用的是碘量法和N,N-二乙基1,4-苯二胺(DPD)滴定法。碘量法的原理是残余氯在酸性溶液中可以同碘化钾起氧化反应,释放出定量的碘,再以硫代硫酸钠标准溶液滴定碘,根据硫代硫酸钠标准溶液的消耗量就可计算出残余氯含量,它测定的是总氯含量。碘量法的优点是操作简单、快速便捷、干扰少、重现性好,缺点是只适合测定总氯浓度较高的医疗废水。更为便捷的方法是使用碘化钾—淀粉试纸,当碘化钾被氯氧化而释出单质碘后,碘遇淀粉使试纸变蓝。此法的优点同碘量法,缺点为准确性较差,只能定性检测总氯含量。DPD滴定法的基本原理是在pH为6.2~6.5的条件下,游离氯直接与DPD反应生成红色化合物,用硫酸亚铁铵标准溶液滴定至红色消失即可得游离氯含量,当存在过量碘化钾时,可将化合氯中的氯置换出来,此时再用硫酸亚铁铵标准溶液滴定至红色消失,即可得总氯含量,二者相减即可认为是氯胺浓度。此法的优点是可以迅速反应生成红色化合物,反应现象明显,生成物较为稳定,测定成本低,准确度和精度高。目前DPD滴定法同DPD分光光度法一起被AAMI、国际标准化组织(ISO)、美国国家环境保护局(EPA)等机构推荐作为测定水质中游离氯和总氯的标准方法。

(2) 分光光度法:是利用游离氯和总氯与显色剂反应生成有色物质,在一定条件下有色物质的吸光度与余氯浓度遵守朗勃-比尔定律而设计。常用的包括邻联甲苯胺(OT)比色法、$3-3',5-5'$

四甲基联苯胺(T 船)比色法和 N,N-二乙基 1,4-苯二胺(DPD)分光光度法。

OT 比色法的基本原理是在 pH 值小于 1.8 的酸性溶液中,残余氯会与邻联甲苯胺反应生成黄色的醌式化合物。在水样中加入邻联甲苯胺后 30 s 立即与重铬酸钾-铬酸钾溶液配制的永久性余氯标准溶液进行目视比色,可得游离氯含量,放置 5 min 后比色可得总氯含量,总氯减去游离氯即为氯胺含量。但是人们逐渐发现邻联甲苯胺具有致癌性,会对检验操作者的身体健康产生损害,于是开发了一种新的试剂 3-3′,5-5′四甲基联苯胺(TMB),它对操作者身体无致癌作用,而且该方法简单、快速、不需专用仪器,现在被许多国家和地区所采用。它的缺点是采用目视比色,测量误差大,并且只能做到半定量。DPD 分光光度法的基本原理同 DPD 滴定法,不同之处在于此法使用分光光度计直接测量红色化合物的吸光度,不需要人工滴定,减少了操作误差,是目前测定水质中游离氯和总氯的金标准。

(3) 电化学方法:是目前常用的检测余氯含量的方法之一。它的基本原理是余氯在电极上的化学反应会产生一个与氯浓度相关的电信号,经过二次仪表的放大、转换和标定,会显示出对应的余氯浓度。美国材料与试验协会(ASTM)的 D 系列标准中规定以苯胂氧化物作为滴定剂,采用直接电位滴定法测定水质中游离氯和总氯。电化学方法的优点是灵敏度高、设备简单、操作方便,缺点是费用较高。

残余氯来源于自来水厂的消毒净化过程,游离氯浓度过高会损害反渗透膜,氯胺过高会引发溶血性贫血,因此透析中心必须安装容量足够大的碳罐,并保证充分的空床接触时间;建议有条件的透析单位安装 2 个串联碳罐,并且每天在每轮患者开始透析治疗前检测第一个碳罐后的游离氯和氯胺浓度,推荐的检测方法为DPD 滴定法和 DPD 分光光度法。

附录三 中华人民共和国国家标准《医院消毒卫生标准》(GB 15982—1995)

1 主题内容与适用范围

本标准规定了各类从事医疗活动的环境空气、物体表面、医护人员手、医疗用品、消毒剂、污水、污物处理卫生标准。

本标准适用于各级各类医疗、保健、卫生防疫机构。

2 引用标准

GB 4789.4 食品卫生微生物学检验沙门菌检验。

GB 4789.11 食品卫生微生物学检验溶血性链球菌检验。

GB 4789.28 食品卫生微生物学检验染色法、培养基和试剂。

GB 7918.2 化妆品微生物标准检验方法细菌总数测定。

GB 7918.4 化妆品微生物标准检验方法绿脓杆菌。

GB 7918.5 化妆品微生物标准检验方法和试剂金黄色葡萄球菌。

GBJ 48 医院污水排放标准(试行)。

3 术语

3.1 消毒卫生标准 不同对象经消毒与灭菌处理后,允许残留微生物的最高数量。

3.2 层流洁净手术室及层流洁净病房 采用层流空气净化方式的手术室及病房。即空气通过高效过滤器,呈流线状流入室内,以等速流过房间后流出。室内产生的尘粒或微生物不会向四周扩散,随气流方向被排出房间。

3.3 重症监护病房 采用现代化仪器、设备,对各种危重病人进行持续监护与治疗的病房。

3.4 保护性隔离房间 为避免医院内高度易感病人受到来自其他病人、医护人员、探视者以及病区环境中各种致病性微生物和条件致病微生物的感染而进行隔离的房间。

3.5 供应室清洁区 灭菌前,供应室人员对清洁物品进行检查、包装及存放等处理的区域。

3.6 供应室无菌区 灭菌后,供应室内无菌物品存放的区域。

3.7 消毒剂 能杀灭细菌繁殖体、部分真菌和病毒,不能杀灭细菌芽孢的药物。

4 卫生标准

4.1 各类环境空气、物体表面、医护人员手卫生标准

4.1.1 细菌菌落总数:允许检出值见附表3-1。

附表3-1 各类环境空气、物体表面、医护人员手细菌菌落总数卫生标准

环 境		标 准		
类别	范 围	空气 (cfu/m³)	物体表面 (cfu/cm²)	医护人员手 (cfu/cm²)
Ⅰ类	层流洁净手术室、层流洁净病房	≤10	≤5	≤5
Ⅱ类	普通手术室、产房、婴儿室、早产儿室、普通保护性隔离室、供应室无菌区、烧伤病房、重症监护病房、儿科病房、妇产科检查室、注射室	≤200	≤5	≤5
Ⅲ类	换药室、治疗室、供应室清洁区、急诊室、化验室、各类普通病房和房间	≤500	≤10	≤10
Ⅳ类	传染病科及病房	—	≤15	≤15

4.1.2 致病性微生物:不得检出乙型溶血性链球菌、金黄色葡萄球菌及其他致病性微生物。在可疑污染情况下进行相应指标的检测。

母婴同室、早产儿室、婴儿室、新生儿及儿科病房的物体表面和医护人员手上,不得检出沙门菌。

4.2 医疗用品卫生标准

4.2.1 进入人体无菌组织、器官或接触破损皮肤、黏膜的医

疗用品必须无菌。

4.2.2 接触黏膜的医疗用品细菌菌落总数应≤20 cfu/g 或 20 cfu/100 cm²;致病性微生物不得检出。

4.2.3 接触皮肤的医疗用品细菌菌落总数应≤200 cfu/g 或 200 cfu/100 cm²;致病性微生物不得检出。

4.3 使用中消毒剂与无菌器械保存液卫生标准

4.3.1 使用中消毒剂细菌菌落总数应≤100 cfu/ml;致病性微生物不得检出。

4.3.2 无菌器械保存液必须无菌。

4.4 污物处理卫生标准 污染物品无论是回收再使用的物品,或是废弃的物品,必须进行无害化处理。不得检出致病性微生物。在可疑污染情况下,进行相应指标的检测。

4.5 污水排放标准按 GBJ 48(试行)执行。

5 检查方法

采样及检查方法按附件 A 执行。

6 有关规定

6.1 各级、各类医疗、保健、卫生防疫机构必须执行本标准,并应指定专门科室(部门)负责具体贯彻落实。

6.2 各级卫生监督、卫生防疫部门按《中华人民共和国传染病防治法实施办法》和《消毒管理办法》有关规定负责监督、监测工作。

附件 A

采样及检查方法

(补充件)

A1 采样及检查原则

采样后必须尽快对样品进行相应指标的检测,送检时间不得超过 6 h,若样品保存于 0～4 ℃条件时,送检时间不得超过 24 h。

A2　空气采样及检查方法

A2.1　采样时间　选择消毒处理后与进行医疗活动之前期间采样。

A2.2　采样高度　与地面垂直高度80～150 cm。

A2.3　布点方法　室内面积≤30 m²,设一条对角线上取3点,即中心一点、两端各距墙1 m处各取一点;室内面积＞30 m²,设东、西、南、北、中5点,其中东、西、南、北点均距墙1 m。

A2.4　采样方法　用9 cm直径普通营养琼脂平板在采样点暴露5 min后送检培养。

A2.5　细菌菌落总数检查。

A2.5.1　普通营养琼脂培养基　按GB 4789.28中3.7条配制。

A2.5.2　检查方法　参照GB 7918.2规定执行。

A2.5.3　结果计算

$$空气细菌菌落总数(cfu/m^3)=50\,000N/AT$$

式中:A——平板面积,cm²;

　　　T——平板暴露时间,min;

　　　N——平均菌落数,cfu/平皿。

A3　物体表面采样及检查方法

A3.1　采样时间　选择消毒处理后4 h内进行采样。

A3.2　采样面积　被采表面＜100 cm²,取全部表面;被采表面≥100 cm²,取100 cm²。

A3.3　采样方法　用(5×5)cm²的标准灭菌规格板,放在被检物体表面,用浸有无菌生理盐水采样液的棉拭子1支,在规格板内横竖往返各涂抹5次,并随之转动棉拭子,连续采样1～4个规格板面积,剪去手接触部分,将棉拭子放入装10 ml采样液的试管中送检。门把手等小型物体则采用棉拭子直接涂抹物体的方法采样。

A3.4　细菌菌落总数检查　按A2.5规定执行。

A3.4.1　结果计算

$$物体表面细菌菌落总数 \atop (cfu/cm^2) = \frac{平皿上菌落的平均数×采样液稀释倍数}{采样面积（cm^2）}$$

A4　医护人员手采样及检查方法

A4.1　采样时间　在接触病人、从事医疗活动前进行采样。

A4.2　采样面积及方法　被检人五指并拢,将浸有无菌生理盐水采样液的棉拭子一支在双手指屈面从指根到指端来回涂擦各 2 次(一只手涂擦面积30 cm^2),并随之转动采样棉拭子,剪去手接触部位。将棉拭子放入装有 10 ml 采样液的试管内送检。采样面积按平方厘米(cm^2)计算。

A4.3　细菌菌落总数检查　按 A2.5 规定执行。

A4.3.1　结果计算

$$手细菌菌落总数 \atop (cfu/cm^2) = \frac{平皿上菌落的平均数×采样液稀释倍数}{30×2}$$

A5　医疗用品采样及检查方法

A5.1　采样时间　在消毒或灭菌处理后,存放有效期内采样。

A5.2　采样量及采样方法　可用破坏性方法取样的医疗用品,如输液(血)器、注射器和注射针等均参照《中华人民共和国药典》1990 年版一部附录中《无菌检查法》规定执行。对不能用破坏性方法取样的特殊医疗用品,可用浸有无菌生理盐水采样液的棉拭子在被检物体表面涂抹采样,被采表面<100 cm^2,取全部表面;被采表面≥100 cm^2,取 100 cm^2。

A5.3　无菌检查　按《中华人民共和国药典》1990 年版一部附录中《无菌检查法》规定执行。

A5.4　细菌菌落总数检查　按 A2.5 规定执行。

A6　使用中消毒剂与无菌器械保存液

A6.1　采样时间　采取更换前使用中的消毒剂与无菌器械保存液。

A6.2　采样量及方法　在无菌条件下,用无菌吸管吸取 1 ml

被检样液,加入 9 ml 稀释液中混均,对于醇类与酚类消毒剂,稀释液用普通营养肉汤即可;对于含氯消毒剂、含碘消毒剂、过氧化物消毒剂,需在肉汤中加入 0.1％硫代硫酸钠;对于氯己定、季铵盐类消毒剂,需在肉汤中加入 3％(W/V)吐温-80 和 0.3％卵磷脂;对于醛类消毒剂,需在肉汤中加入 0.3％甘氨酸;对于含有表面活性剂的各种复方消毒剂,需在肉汤中加入 3％(W/V)吐温-80,以中和被检药液的残效作用。

A6.3　细菌菌落总数检查　按 A2.5 规定执行。

A6.3.1　结果分析:平板上有菌生长,证明被检样液有残存活菌,若每个平板的菌落数在 10 个以下,仍可用于消毒处理(但不能用于灭菌),若每个平板菌落数超过 10 个,说明每毫升被检样液含菌量已超过 100 个,即不宜再用。

A7　溶血性链球菌检查

参照 GB 4789.11 执行。

A8　沙门菌检查

参照 GB 4789.4 执行。

A9　绿脓杆菌检查

参照 GB 7918.4 执行。

A10　金黄色葡萄球菌检查

参照 GB 7918.5 执行。

A11　污物采样及检查方法

A11.1　采样时间　在消毒或灭菌处理后进行采样。

A11.2　采样量及采样方法　按 A5.2 执行。

A11.3　检查方法　可参照 A7～A10 章进行相应指标的检测。

A12　污水、污泥采样及检查方法

按 GBJ48(试行)规定执行。

A13　结果判断

检查结果符合相应的本标准值者,判定为该项检查合格;反之,不符合相应本标准值者,则判定为检查不合格。

本标准用词说明

（参考件）

B1　对本标准条文执行严格程度用词

B1.1　表示很严格，非这样做不可的用词"必须"。

B1.2　表示严格，在正常情况下均应这样正面词"应"；反面词"不得"，即无细菌可被检出。

B1.3　表示允许有选择，在特殊条件下，可以这样做的用词"可"。

附录四 国家食品药品监督管理局《医疗器械管理方法》"血液净化设备和血液净化器具"部分

附表 4-1 6845 体外循环及血液处理设备

1	人工心肺设备	人工心肺机	Ⅲ
2	氧合器	鼓泡式氧合器、膜式氧合器	Ⅲ
3	人工心肺设备辅助装置	血泵、贮血滤血器、微栓过滤器、滤血器、滤水器（超滤）、气泡去除器、泵管、血路	Ⅲ
		热交换器、水箱	Ⅱ
4	血液净化设备和血液净化器具	血液透析装置、血液透析滤过装置、血液滤过装置、血液净化管路、透析血路、血路塑料泵管、动静脉穿刺器、多层平板型透析器、中空纤维透析器、中空纤维滤过器、吸附器、血浆分离器、血液解毒（灌流灌注）器、血液净化体外循环血路（管道）、术中自体血液回输机	Ⅲ
5	血液净化设备辅助装置	滚柱式输血泵、离心式输血泵、微量灌注泵	Ⅲ
6	体液处理设备	单采血浆机、人体血液处理机、腹水浓缩机、血液成分输血装置、血液成分分离机	Ⅲ
		腹膜透析机、腹膜透析管	Ⅱ
7	透析粉、透析液		Ⅲ

注:第一类是指通过常规管理足以保证其安全性、有效性的医疗器械。
第二类是指对其安全性、有效性应当加以控制的医疗器械。
第三类是指植入人体;用于支持、维持生命;对人体具有潜在危险,对其安全性、有效性必须严格控制的医疗器械。

附录五　中华人民共和国医药行业标准《心血管植入物和人工器官、血液透析器、血液透析滤过器、血液滤过器和血液浓缩器》(YY 0053—2008)

前　言

本标准的全部技术内容为强制性。

本标准修改采用 ISO 8637:2004《心血管植入物和人工器官、血液透析器、血液透析滤过器、血液滤过器和血液浓缩器》。

本标准代替 YY 0053—1991《空心纤维透析器》。

本标准与 YY 0053—1991 的差异:

——根据国际标准的适用范围,增加了血液透析滤过器、血液滤过器、血液浓缩器等产品,使本标准应用范围更广了;

——根据国际标准的相关内容,增加了对多次使用血液透析器的项目指标,使本标准不局限于一次性使用的范围;

——根据国际标准的内容及国家相关法规规定,增加了生物学评价的内容,按国内通行的方法与项目进行检验,适合我国国情;

——使用性能方面将原来肌酐、尿素的下降率改为肌酐、尿素、维生素 B_{12}、磷酸盐等四种成分的清除率,增加了针对血液透析滤过器、血液滤过器、血液浓缩器的筛选系数的检测项目,针对白蛋白、肌红蛋白、菊粉等物质的筛选系数进行了规定;

——试验方法中提供了多种检测方案供使用方选择。

本标准的附件 A、附件 B 为资料性附录。

本标准由国家食品药品监督管理局提出。

本标准由全国医用体外循环设备标准化技术委员会归口。

本标准起草单位:国家食品药品监督管理局广州医疗器械质量监

督检验中心。

本标准主要起草人：何晓帆、吴静标、周英。

1 范围

本标准规定了在人体上使用的血液透析器、血液透析滤过器，血液滤过器和血液浓缩器的技术要求，在本文中涉及的"器件"特指上述产品。

本标准不适用于：

——体外循环血液管路；

——血浆分离器；

——血液灌注装置；

——血管通路装置；

——血泵；

——体外循环血液管路的压力监测器；

——空气监测器；

——制备、供给和监控透析液的系统；

——用于进行血液透析、血液滤过或血液透析滤过治疗的系统；

——再处理步骤和设备。

注：血液透析器、血液透析滤过器和血液滤过器的体外循环血液管路的要求按照 YY 0267 的规定。

2 规范性引用文件

下列文件中的条款通过本标准的引用而成为本标准的条款。凡是注日期的引用文件，其随后所有的修改单（不包括勘误的内容）或修订版均不适用于本标准，然而，鼓励根据本标准达成协议的各方研究是否可使用这些文件的最新版本。凡是不注日期的引用文件，其最新版本适用于本标准。

GB/T 1962.2—2001 注射器、注射针及其他医疗器械 6％（鲁尔）圆锥接头 第 2 部分：锁定接头（GB/T 1962.2—2001，ISO 594 - 2：1998，IDT）

GB/T 2828.1 计数抽样检验程序 第 1 部分：按接收质量限

（AQL）检索的逐批检验抽样计划（GB/T 2828.1—2003，ISO 2859-1:1999，IDT）

GB/T 14233.1 医用输液、输血、注射器具检验方法 第1部分:化学分析方法

GB/T 14437—1997 产品质量计数一次监督抽样检验程序（适用于总体量较大的情形）

GB/T 16886.1—2001 医疗器械生物学评价 第1部分:评价与试验（ISO 10993-1:1997，IDT）

GB/T 16886.4—2003 医疗器械生物学评价 第4部分:与血液相互作用试验选择（ISO 10993-4:2002，IDT）

GB/T 16886.5—2003 医疗器械生物学评价 第5部分:体外细胞毒性试验（ISO 10993-5=1999，IDT）

GB/T 16886.7—2001 医疗器械生物学评价 第7部分:环氧乙烷灭菌残留量（ISO 10993-5:1995，IDT）

GB/T 16886.10—2005 医疗器械生物学评价 第10部分:刺激与迟发型超敏反应试验（ISO 10993-10:2002，IDT）

GB/T 16886.11—1997 医疗器械生物学评价 第11部分:全身毒性试验（ISO 10993-11:1993，IDT）

YY 0267—2008 心血管植入物和人工器官、血液净化装置的体外循环血路

YY 0466—2003 医疗器械 用于医疗器械标签、标记和提供信息的符号（YY 0466—2003，ISO 15223:2000，IDT）

《中华人民共和国药典》

3 要求

3.1 生物学评价 对于产品中与血液直接或间接接触的部分应进行生物学危害的评价。

3.2 无菌 产品应经过一确认过的灭菌过程使之无菌。

3.3 无热源 产品应无热源。

3.4 机械性能

3.4.1 结构密合性:血液透析器、血液透析滤过器、血液滤过器和血液浓缩器应无渗漏。产品的密合性应按下列条件进行确认:

(1) 按规定的最大正压的1.5倍;

(2) 按生产厂规定的最大负压的1.5倍,如超过93.3 kPa(700 mmHg),则应施加93.3 kPa(700 mmHg)。

注:本要求针对的是器件的外部完整性。

3.4.2 血室密合性:按生产厂规定的最大跨膜压的1.5倍对产品血室进行压力试验时,血室应无渗漏。

3.4.3 血液透析器、血液透析滤过器和血液滤过器血室接口:血室接口尺寸应符合附图5-1的规定,血液透析器、血液透析滤过器、血液滤过器与体外循环血液管路呈整体化设计的情况除外。

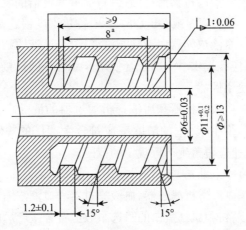

附图 5-1 血液入口和出口接头的主要装配尺寸(a=双螺纹,单位 mm)

3.4.4 血液透析器和血液透析滤过器透析液室接口:透析液室接口尺寸应符合附图5-2的规定。

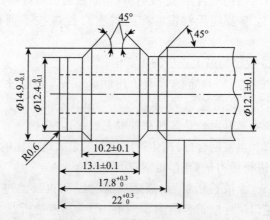

附图 5‑2　透析液入口和出口的主要装配尺寸(单位 mm)

3.4.5　血液滤过器滤过液接口:血液滤过器的滤过液接口应符合附图 5‑2 的规定或 GB 1962.2 中鲁尔锥度锁定接头的要求。

3.4.6　血液浓缩器血液和滤过液接口:血液浓缩器血液和滤过液的接口应能提供一个与配套使用产品可靠的连接。

3.5　使用性能

3.5.1　血液透析器和血液透析滤过器的清除率:对尿素、肌酐、磷酸盐和维生素 B_{12} 的清除率应符合生产厂的规定。血液及透析液的流速应覆盖生产厂规定的范围。

注:作为一个补充,可以包括 KoA 结果。

3.5.2　血液透析滤过器、血液滤过器和血液浓缩器的筛选系数:白蛋白、菊粉和肌红蛋白的筛选系数应符合生产厂的规定。试验条件应按照生产厂给定的信息。

3.5.3　超滤率:超滤率应符合生产厂的规定。试验应覆盖生产厂规定的跨膜压和血液流速的范围。

3.5.4　血室容量:血室容量应符合生产厂的规定,试验条件应覆盖生产厂规定的跨膜压范围。

如果血室没有顺应性,确定在任一个特定的跨膜压下的容量都是可以接受的。

3.5.5 压力降

3.5.5.1 血室压力降:血室压力降应符合生产厂的规定。

3.5.5.2 透析液室压力降:透析液室压力降应符合生产厂的规定。

3.6 有效期 按照有效期的规定,产品的性能应在有效期内得到保证。

3.7 多次使用器件的要求 如果产品标明是多次使用的,则应按规定进行复用处理后,进行3.4、3.5的检测,结果应符合生产厂的规定。

注:生产厂的使用说明书中应对复用程序进行描述,其内容应符合卫生部发布的相关标准中的规定。

4 试验方法

4.1 总则 在新产品投入市场之前和改型产品需要进行重新评价时,4.5中规定的使用性能的项目应预先确认。试验所需的样品应在生产厂的合格品(经过所有的质量控制程序,并灭菌可使用的)中随机抽取。产品应按生产厂推荐的临床使用的要求准备好。

试验应在37 ℃±1 ℃的体外条件下进行。当各变量关系是非线性时,应充分测量以便在各数据间作插值法。本章给出的检测方法是仲裁试验法。如可以证明其他的试验方法在精度和重现性方面具有可比性,则也可以使用。

图示的各个测试装置并未标明所有切实可行的测试仪器的必要细节。实测装置的形式、结构以及安放情况也会带来许多引起检测误差的因素,包括(但不局限于)因静态压差效应和动态压力下降而引起的压力误差,参数稳定时间,在非恒定流率下的不可控制的温度变化,pH值,热、光和时间引起的测试物质的降解,试验液的除气,收集的空气以及因杂质、藻类和细菌引起对装置的污染等。

4.2 生物学评价 血液透析器、血液透析滤过器、血液滤过器和血液浓缩器直接或间接与病人的血液接触的部分应按GB/T 16886.1、GB/T 16886.4、GB/T 16886.5、GB/T 16886.10、GB/T 16886.11 等标准的规定进行生物学评价。

4.2.1 环氧乙烷残留量:按 GB/T1423.1 中环氧乙烷残留量分析方法进行检验应<10 mg/kg。

4.3 无菌

4.3.1 按《中华人民共和国药典》的规定进行,应符合 3.2 的规定。

注:该方法不宜用于出厂检验。

4.3.2 适宜的灭菌方法见附件 B。

4.4 无热源 应选择适当的试验方法来评价血液透析器、血液透析滤过器、血液滤过器和血液浓缩器的致热原性。按《中华人民共和国药典》的规定进行检验,应符合 3.3 的规定。

4.5 机械性能

4.5.1 结构密合性

4.5.1.1 总则:按下列试验方法进行,应符合 3.4.1 的要求。

4.5.1.2 正压试验:将器件装满脱气蒸馏水,放置于 37 ℃±1 ℃,除与压力测试装置连接的接口外,所有接口均应封闭。对产品施加一个生产厂规定压力 1.5 倍的正压,并封闭测试装置。10 min 后,记录压力值并目视检查产品是否有泄漏。

4.5.1.3 负压试验:将器件装满脱气蒸馏水,放置于 37 ℃±1 ℃,除与压力测试装置连接的接口外,所有接口均应封闭。对产品施加一个生产厂规定压力 1.5 倍的负压;除非负压超过93.3 kPa(700 mmHg)或不作规定,此时应施加 93.3 kPa(700 mmHg)负压并封闭测试装置。10 min 后,记录压力值并目视检查产品是否有泄漏。

4.5.2 血室密合性:按生产厂规定的最大跨膜压的 1.5 倍对

器件血室进行压力试验时,血室应无渗漏。

4.5.3 血液透析器、血液透析滤过器和血液滤过器血室接口:用通用量具或专用量具进行检验,应符合3.4.3的要求(见附图5-1和附图5-3)。

单位:mm

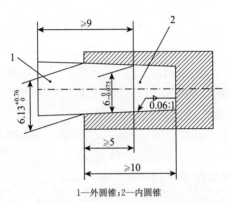

1—外圆锥;2—内圆锥

附图5-3 血液入口和出口接头内锥和外锥的啮合长度

4.5.4 血液透析器或血液透析滤过器透析液室接口:目力观察,应符合3.4.4的要求(见附图5-2)。

4.5.5 血液滤过器滤过液接口:目力观察并按附图5-2的要求或GB1962.2的要求,应符合3.4.5的要求。

4.5.6 血液浓缩器血液和滤过液接口:对器件施加15 N静态轴向拉力持续15 s,不应发生分离,应符合3.4.6的要求。

4.6 使用性能

4.6.1 清除率

4.6.1.1 总则:按下述方法进行检测,应符合3.5.1的要求。

4.6.1.2 试验液:使用包含一种或几种试验物质(按附表5-1中列出的物质)的模拟液(常规透析液)灌注血室。使用透析液灌注血液透析器和血液透析滤过器透析液室。

注:根据试验步骤的条件变化,按附表5-1列出的溶液的摩

尔浓度,列出的溶液只给出一个初始浓度。

附表 5-1 试验液的标准摩尔浓度

溶 质	摩尔浓度
尿素(mmol/L)	15~35
肌酐(μmol/L)	500~1 000
磷酸盐(mmol/L)	1~5,调节 pH7.4±0.1
维生素 B_{12}(μmol/L)	15~40

4.6.1.3 清除率试验步骤:按附图 5-4 装配试验回路。调节血液及透析液流率至稳定。确定温度、压力和超滤率平稳,在达到指定血液和透析液流率范围后,平稳运行一段时间后,收集样品,在每一个条件下均应进行超滤率的检测。进行样品分析,并按4.6.1.4 中的公式进行清除率的计算。

注:确定测试可靠性的可能方法是监测质量平衡误差。

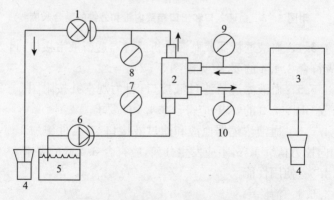

1—压力控制;2—血液透析器;3—带超滤控制的透析液供给装置;
4—废液;5—试验液;6—血泵;7—测量血液进口侧压力值 P_{BI};
8—测量血液出口侧压力值 P_{BO};9—测量透析液进口侧压力值 P_{DI};
10—测量透析液出口侧压力值 P_{DO}

附图 5-4 测定血液透析器或血液透析滤过器清除率的开环式装置示意图

4.6.1.4 清除率计算公式:对于血液透析和血液透析滤过,清除率 K 的计算应用式(1):

$$K = \left(\frac{C_{BI} - C_{BO}}{C_{BI}}\right) q_{BI} + \frac{C_{BO}}{C_{BI}} q_F \qquad \text{式(1)}$$

式(1)中:C_{BI},血液透析器或血液透析滤过器血液入口的溶液浓度;

C_{BO},血液透析器或血液透析滤过器血液出口的溶液浓度;

q_{BI},产品入口端的血液流率;

q_F,滤过液流率(超滤率)。

式中,C_{BI} 和 C_{BO} 采用的浓度单位相同。

4.6.2 血液滤过器、血液透析滤过器和血液浓缩器的筛选系数。

4.6.2.1 总则:按下列试验方法规定进行检测,应符合 3.5.2 的要求。

4.6.2.2 试验液:首选的试验液为含蛋白浓度为 60 g/L±5 g/L 的抗凝牛血浆。

使用 4.6.1.2 中列出的含一种或几种溶质的试验液灌注血室。

4.6.2.3 试验步骤:按附图 5-5 装配试验回路。调节血液及滤过液流率至稳定(包括温度、流率和压力)。调节超滤率的大小,以覆盖生产厂给定的范围,成对收集血液样品和滤过液样品,并按 4.6.2.4 中的公式进行筛选系数的计算。

4.6.2.4 筛选系数计算公式

$$S = \frac{2C_F}{C_{BI} + C_{BO}} \qquad \text{式(2)}$$

式(2)中:S,筛选系数;

C_{BI},血液透析滤过器、血液滤过器或血液浓缩器血液入口的溶液浓度；

C_{BO}，血液透析滤过器、血液滤过器或血液浓缩器血液出口的溶液浓度；

C_F，血液透析滤过器、血液滤过器或血液浓缩器滤过液的溶液浓度。

式中，C_{BI}、C_{BO}和C_F采用的浓度单位相同。

4.6.3 超滤率

4.6.3.1 试验液：试验液应为抗凝牛血浆，蛋白浓度为 60 g/L±5 g/L。

不应用溶液灌注透析液室或滤过液室。

4.6.3.2 实验步骤：按附图 5-5 装配试验回路。调节血液及滤过液流率至稳定（包括温度、流率和压力）。测量超滤率的大小，以覆盖生产厂给定的范围。按跨膜压由小到大的顺序测量超滤率的值。

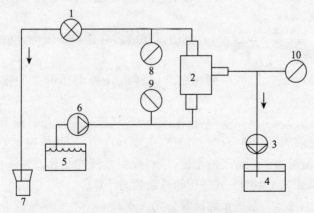

1—压力控制；2—血液透析器，血液透析滤过器，血液滤过器或血液浓缩器；
3—滤过液泵；4—滤过液；5—试验液回收器；6—血泵；7—废液；
8—测量血液出口侧压力值 P_{BO}；9—测量血液进口侧压力值 P_{BI}；
10—测量滤过液侧压力值 P_{F1}。

附图 5-5 测定盘管型或中空纤维型血液透析器、血液透析滤过器、血液滤过器或血液浓缩器的超滤率或筛选系数的装置示意图

4.6.4　血室容量:对于空心纤维透析器,腔室的容积按透析器尺寸和成束纤维的根数计算。如果已知膜的尺寸在接触过溶液之后发生显著变化,则应选择使用下列试验方法。

作为另一种选择,用一种易于抽取但又不透过膜的溶液充满血室,测量充满血室的溶液的体积。按给定的跨膜压范围进行测量。如血室容量没有变化,则在单独一个压力下进行检测也是可以接受的。

4.6.5　压力降

4.6.5.1　血室压力降

4.6.5.1.1　总则:按下列试验方法进行检测,应符合3.5.5.1的要求。

4.6.5.1.2　试验液:用蛋白浓度为 60 g/L±5 g/L 的抗凝牛血浆的试验液或相近黏度的溶液充满血室。

用一般透析液填充透析液室或滤过液室。

4.6.5.1.3　试验步骤:调整血液流率,读取血室出入口压力值,计算压力降。按生产厂提供的血液流率范围重复上述检测。

对于平板型透析器,调整透析液流率,检测压力及血液流率也是必要的。

4.6.5.2　透析液室压力降

4.6.5.2.1　试验液:用一般透析液做试验液充满透析液室。用牛血浆充满血室并密封。

4.6.5.2.2　试验步骤:调整透析液流率,读取透析液室出入口压力值,计算压力降。按生产厂提供的透析液流率范围重复上述检测。

对于顺应性膜的透析器,调整血液流率,按生产厂提供的血液流率范围检测压力值是必要的。

4.7　有效期　经过一段加速或实时的保存期(相当于有效期)后,对产品的无菌和机械密合性能进行检测,应符合3.6的要求。

注:加速过程可参考 ASTM F 1980（*Standard Guide for Accelerated Aging of Sterile Medical Device Packages*）的规定。

4.8 多次使用器件的试验方法 按规定对器件进行复用处理,按对应的试验方法进行检测,结果应符合 3.7 的要求。

5 标志

5.1 产品上的标志 产品上的标志至少应有下列信息:

(1) 生产厂名称。

(2) 产品名称。

(3) 产品规格型号或生产厂器件识别代码。

(4) 生产批号。

(5) 如适用,血液及透析液流向的标识。

(6) 最大跨膜压。

(7) 有效期。

(8) 灭菌方式。

(9) 如适用,一次性使用的说明。

注:综上所述,YY 0466 中的符号也可以采用。

5.2 单包装上的标志 应在单包装上或透过单包装看到至少有下列信息:

(1) 生产厂名称及地址。

(2) 产品名称。

(3) 产品规格型号或生产厂器件识别代码。

(4) 生产批号。

(5) 无菌和无热原的声明。可有三种可能性:

① 整个产品包装为无菌和无热原。

② 液体通道(血液和透析液)为无菌或无热原。

③ 只是血液通道无菌或无热原。

(6) 灭菌方式。

(7) 有效期。

(8) 一次性使用或多次使用的说明。

（9）应有"使用前请阅读使用说明书"的文字说明。

（10）如适用，应有针对超滤控制装置要求的说明。

注：综上所述，YY 0466 中的符号也可以采用。

5.3 外包装上的标志 外包装上应至少有下列信息：

（1）生产厂名称及地址。

（2）产品名称，外包装中有产品目录及数量的描述。

（3）产品规格型号或生产厂器件识别代码。

（4）生产批号。

（5）无菌及无热原的声明。

（6）关于处理及储存的警示及说明。

（7）有效期。

（8）如适用，应有针对超滤控制装置要求的说明。

注：综上所述，YY 0466 中的符号也可以采用。

5.4 随机文件 每个外包装至少应提供下列信息：

（1）生产厂名称及地址。

（2）产品名称。

（3）使用说明书：

① 随生产厂提供的使用指南（如适用）中关于配套设备的说明。

② 体外循环血液管路的连接位置（如适用），及透析管道连接的位置。

③ 血液透析、血液透析滤过、血液滤过或血液浓缩操作步骤中推荐性关于预充、冲洗和终止的说明。

④ 关于血液流向的说明（如适用）。

⑤ 典型的连接示意图。

⑥ 关于抗凝措施和按医嘱的说明。

⑦ 一些配套设备的细节要求。

（4）注意事项与警告：

① 压力限制。

② 企业推荐的透析液流速限制(只针对血液透析器和血液透析滤过器)。

③ 企业推荐的血液流速限制。

④ 推荐使用前冲洗产品的介绍。

⑤ 需要专门设备的说明。

⑥ 已知不良反应一览表。

⑦ 一般或特殊禁忌一览表,诸如"建议不用于儿科","无除气的透析液供应系统不得使用"。

⑧ 关于器件在低于某些流率或低于某种压力下,及在特定方向(水平、垂直等)使用时,性能会削弱的警告和禁忌。

(5) 产品规格型号或生产厂器件识别代码。

(6) 无菌及无热原的声明,灭菌方式。

(7) 一次性使用或多次使用的声明;如标示为多次使用,产品能承受多次使用的次数应注明,如果国家或地方性法规要求,重复使用的次数可包含在内包装物中。

(8) 应包含及指示产品的性能参数。对于新产品,透析器的性能参数应包括有效膜面积、清除率、筛选系数、超滤率、透析液和血液侧压力降和血室容量。

性能参数应包括或提及:

① 如适用,说明体外测定的结果很可能不同于体内测定的结果,应估计至数值的差异。

② 如适用,说明性能会随观察时间的长短而变化。

③ 用于确定性能特性的各种试验方法。

(9) 如果有多次使用的标示,应有相应的透析器复用程序的介绍。介绍应包括(但不局限于):

① 关于拆卸接头和O形圈,清洗及装配的介绍(如适用)。

② 推荐的复用过程所用的试剂和程序(如适用)。

③ 使用前测定化学残留物的方法。

④ 透析器复用前性能试验的介绍。

⑤ 对透析器已知有害的试剂或操作应用的警示。

⑥ 如标示为复用,透析器应有只针对同一病人使用的说明。

⑦ 应有复用对透析器性能的影响的说明(如适用)。

(10) 膜的通用名(如适用)和商品名;膜的通用名应包括膜材料完整的化学名称。

(11) 产品的通用描述。这类信息应包括产品特有的特征,如滤过液流率需要特殊专门的控制器或透析液中泡沫的副作用。

(12) 推荐的,与透析液接口或滤过液接口的连接器。

(13) 如果血室接头不是按附图 5-1 和附图 5-3 的要求,对血液管道接头如何与产品连接在一起应规定型号。

(14) 产品中直接或间接与血液接触的结构材料的通用名称。

注:综上所述,YY 0466 中的符号也可以采用。

附件 A　(资料性附件)

本标准与 ISO 8637:2004 的技术差异及其原因。

附表 5A-1 给出了本标准与 ISO 8637:2004 的技术性差异及其原因的一览表。

附表 5A-1

本标准的章条编号	技术性差异	原　因
2	引用了采用国际标准的我国标准,而非国际标准。删除了 ISO 8637:1989 中的部分标准。增加了 GB/T 2828、GB/T 14233.1 两份标准	以适合我国国情 根据 GB/T 1.1 的规定格式,标准采用均使用国内现行有效标准

本标准的 章条编号	技术性差异	原　因
3	将原有第 3 章删除	因为我国有 GB 13074,对术语 方面专门进行了规定,为了不 产生相应的冲突,将此章删除
3.7	将复用试验方法专门列为一个 项目要求	由于国内有相应的复用程序 规定,可参考采用。这样可与 一次性使用产品进行区分
6	对应要求中的修改,对相应的 检测方法进行了修改或增删	以适合我国国情,便于操作
附件 B	增加了检验规则	以适合我国国情,便于操作

附件 B （资料性附件）

文献目录

[1] GB/T 16886.1—2001 医疗器械生物学评价. 第 1 部分:评价
与试验(idt ISO 10993—1:1997)

[2] GB/T 16886.7—2001 医疗器械生物学评价. 第 7 部分:环氧
乙烷灭菌残留量(idt ISO 10993—5:1995)

[3] GB/T 16886.11—1997 医疗器械生物学评价. 第 11 部分:全
身毒性试验(idt ISO 10993—11:1993)

[4] GB 18278 医疗保健产品灭菌. 确认和常规控制要求. 工业湿
热灭菌(GB 18278—2000,idt ISO 11134:1994)

[5] GB 18279 医疗器械. 环氧乙烷灭菌. 确认和常规控制(GB 18279—
2000,idt ISO11135:1994)

[6] GB 18280 医疗保健产品灭菌. 确认和常规控制要求. 辐射灭
菌(GB 18280—2000,idt ISO 11137:1995)

附录六　中华人民共和国医药行业标准

《血液透析及相关治疗用浓缩物》
（YY 0598—2006）

前　言

本标准修改采用 ISO 13958—2002《血液透析及相关治疗浓缩物》，并根据我国血液透析及相关治疗用浓缩物产品的特点，结合临床使用要求编制。

本标准被采用的国际标准的主要技术性差异见附件 NA。

本标准为全文强制性标准。

本标准由国家食品药品监督管理局提出。

本标准由中国药品生物制品检定所归口。

本标准由百特（中国）投资有限公司、中国药品生物制品检定所医疗器械检验中心起草。

本标准主要起草人：冯小明、潘志成、王健、母瑞红、柯林楠、黄清泉、奚廷斐。

引　言

透析液含有的电解质与细胞外体液浓度相似。也可能含有非电解质，如葡萄糖。由于透析液用量较大，透析液通常由特定质量的透析用水将浓缩物稀释配制而成。浓缩物提供的形式可以是液体或者干粉。

醋酸盐浓缩物是单一产品并且不利于细菌的生长。碳酸氢盐浓缩物常与酸性浓缩物配套混合使用。碳酸氢盐浓缩物易于长菌，碳酸氢盐浓缩物的原料和制备技术应该使微生物和化学污染减低到最小限度，容器和储存状况也应该保持原有水平。

这些浓缩物在使用和配制期间,应能够有效预防和避免微生物污染。

由制造商按本标准生产、包装并标识的浓缩物,配制成为最终透析液,配制透析液所使用的大量透析用水应符合 YY 0572 标准要求。水处理设备的操作、浓缩物的处理是整个血液透析系统中不可分割的部分。

因为最终透析液的配制不为制造商所控制,本标准不包括临床操作的技术要求,血液透析专业人员应选定适用的透析技术(血液透析、血液透析滤过、血液过滤和后处理设备)并且必须知道使用这些透析液进行每一种治疗的安全要求和风险。

本标准是针对透析浓缩物制造商的基本要求,也利于透析过程的控制,最终的目的是透析液的安全和正确的使用。

血液透析及相关治疗用浓缩物

1 范围

本标准适用于血液透析或血液透析滤过用透析液的浓缩物。规定了浓缩物的化学成分组成及其纯度,微生物污染,浓缩物的处理、度量和标识,容器的要求和浓缩物质量检验所需要的各项测试。

本标准不适用治疗中浓缩物与透析用水配成最终使用浓度的混合过程。

本标准不适用透析液的再生系统。

2 规范性引用文件

下列文件中的条款通过本标准的引用而成为本标准的条款。凡是注日期的引用文件,其随后所有的修改单(不包括勘误的内容)或修订版均不适用于本标准,然而,鼓励根据本标准达成协议的各方研究是否可使用这些文件的最新版本。凡是不注日期的引用文件,其最新版本适用于本标准。

《中华人民共和国药典》(2005 版二部)

GB/T 11904—1989 水质钾和钠的测定原子吸收分光光度法

GB/T 11905—1989 水质钙和镁的测定原子吸收分光光度法

GB/T 14641—1993 工业循环冷却水中钠、铵、钾、镁和钙离子的测定离子色谱法

GB/T 15452—1995 工业循环冷却水中钙、镁离子的测定EDTA滴定法

DZ/T 0064.27—1993 地下水质检验方法火焰发射光谱法测定钾和钠

WS—10001—(HD—0476)—2002 氯化镁

WS—10001—(HD—0584)—2002 醋酸钠

YY 0572—2005 血液透析和相关治疗用水(ISO 13959 MOD)

3 术语和定义

下列术语和定义适用于本标准:

3.1 血液透析及相关治疗用浓缩物(简称浓缩物,concentrates for haemodialysis and related therapies) 指血液透析、血液透析滤过等相关治疗用浓缩液或干粉。

浓缩液是指一种含有高浓度电解质的液体,可含葡萄糖。使用时按指定比例用透析用水稀释成透析液后使用,其溶质成分取决于临床需要。

干粉是由一种或者多种固态化学物质按一定比例组成。使用时需用透析用水溶解成浓缩液。

3.2 醋酸盐透析液(acetate dialysing fluid) 一种不含碳酸氢盐,使用醋酸盐作为缓冲剂的透析液。

注:醋酸盐透析液通常由一种浓缩物配制而成。

3.3 碳酸氢盐透析液(bicarbonate dialysing fluid) 一种含有生理水平或较高浓度的碳酸氢盐的透析液。

注:碳酸氢盐透析液通常由两种浓缩物,酸性浓缩液(简称A液)和碳酸氢盐浓缩液(简称B液)与透析用水配制而成。

3.4 阴离子(anion) 带负电荷的原子或原子团。

3.5 最终浓度(最终使用时透析液的溶质浓度,final

concentration) 血液透析或血液透析滤过浓缩物与透析用水(或检验用水)按使用说明配合成透析液时的溶质浓度。

3.6 阳离子(cation) 带正电荷的原子或原子团。

3.7 透析液(dialysing fluid,dialysis fluid,dialysate) 在血液透析或血液透析滤过时,用于交换血液中溶质的液体。

注:不包括用于血液透析滤过中的置换液。

3.8 电解质(electrolyte) 任何可以导电的离子、离子溶液。

3.9 微生物(microbial) 是指用显微镜可以观察到的生物体,如细菌、真菌等。

3.10 比例混合及比例混合系统(proportioner,proportioning system) 可持续用透析用水将浓缩物按一定比例混合成透析液的设备。

3.11 致热原(pyrogen) 致热物质,一般指革兰阴性菌的脂多糖。

3.12 无致热原(non-pyrogenic) 用《中华人民共和国药典》(2005版二部)细菌内毒素检查法检测,细菌内毒素不大于0.5 EU/ml可以认为无热源。并通过适当的措施维持此状态。

3.13 无菌(sterile) 在无菌测试实验或在有效范围内不得检出微生物(通常减少到10^{-6}),并通过适当的措施维持此状态。

4 物料

4.1 容器 容器(包括封盖)中所含物在处理、储存、运输中不得对5.5中规定的浓度限度和其他技术要求造成影响。每个容器的容积不得低于所装浓缩物的体积或质量的标示装量。容器和封盖应可以维持对微生物状况的要求。

4.2 化学原料 应符合以下标准中的规定要求。原料进厂时,应逐批检验。

4.2.1 氯化钠(NaCl):应符合《中华人民共和国药典》(2005版二部)氯化钠项下的有关规定。

4.2.2 氯化钙($CaCl_2 \cdot 2H_2O$):应符合《中华人民共和国药

典》(2005 版二部)氯化钙项下的有关规定。

4.2.3 氯化钾（KCl）：应符合《中华人民共和国药典》(2005 版二部)氯化钾项下的有关规定。

4.2.4 氯化镁（$MgCl_2 \cdot 6H_2O$）：应符合 WS—10001—（HD—0476）—2002 氯化镁项下有关规定。

4.2.5 无水醋酸钠和醋酸钠（$CH_3COONa \cdot 3H_2O$）：应符合 WS—10001—（HD—0584）—2002 醋酸钠项下有关规定。

4.2.6 葡萄糖（$C_6H_{12}O_6 \cdot H_2O$）：应符合《中华人民共和国药典》(2005 版二部)葡萄糖项下的有关规定。

4.2.7 碳酸氢钠（$NaHCO_3$）：应符合《中华人民共和国药典》(2005 版二部)碳酸氢钠项下(供注射用)的有关规定。

4.2.8 冰醋酸（$C_2H_4O_2$）：应符合《中华人民共和国药典》(2005 版二部)冰醋酸项下的有关规定。

4.2.9 醋酸（$C_2H_4O_2$）：应符合《中华人民共和国药典》(2005 版二部)醋酸项下的有关规定。

4.2.10 其他原料：应符合《中华人民共和国药典》(2005 版二部)、国家药品标准的现行技术要求，包括所有可适用条款，以及《中华人民共和国药典》(2005 版二部)附录、国家药品标准中可适用的检验方法。

5 技术要求

5.1 性状 浓缩液或干粉配成浓缩液应无可见异物，颜色应不深于 1 号黄色(或黄绿色)比色液。

5.2 浓缩物装量 浓缩物的装量应不小于标示装量。干粉应为标示装量的 97.5%～102.5%。

5.3 pH 值 醋酸盐透析液 pH 值应在 6.0～8.0。碳酸氢盐透析液 pH 值应在标示范围之内。

5.4 生产用水 配制浓缩液所用水质应符合 YY 0572—2005 的规定。

5.5 溶质浓度 在保质期限内，钠离子应为标示量的 97.5%～

102.5%,醋酸(或醋酸根)应为标示量的 90%～110%,其他溶质应为标示量的 95%～105%。

5.6　过滤和微粒状况

5.6.1　过滤:生产中,酸性或醋酸盐浓缩液应当经过 1.2 μm(或更精细的)的过滤器过滤,碳酸氢盐浓缩液应当经过 0.45 μm(或更精细的)的过滤器过滤。

5.6.2　微粒:透析液的不溶性微粒含量应在标识范围内。

5.7　微生物限度　血液透析用浓缩液(或干粉按使用比例配成浓缩液后)的细菌总数应不大于 100 cfu/ml,真菌总数应不大于 10 cfu/ml,大肠杆菌应不得检出。

5.8　无菌　任何对浓缩物的无菌状况的陈述,应通过生产者的文件来验证是否符合规定,或者通过无菌检查的测试。

5.9　无致热原　浓缩物以细菌内毒素检查用水配成透析液后,透析液细菌内毒素含量应不大于 0.5 EU/ml。

6　检验方法

6.1　性状

6.1.1　浓缩液:浓缩液性状按 6.1.1.1 和 6.1.1.2 方法检查,观察结果均应符合 5.1 的规定。

6.1.1.1　可见异物:取样品分作 5 份于 10 ml 纳氏比色管中,按《中华人民共和国药典》(2005 版二部)附录 Ⅸ H 可见异物检查法进行(灯检法),不得检出金属屑、玻璃屑、长度或最大粒径超过 2 mm 纤毛和块状物等明显外来的可见异物,并在旋转时不得检出烟雾状微粒柱。

6.1.1.2　溶液颜色:按《中华人民共和国药典》(2005 版二部)附录Ⅸ A 溶液颜色检查法(第一法)规定的方法进行。

6.1.2　干粉:按使用说明与透析用水配成浓缩液后,按 6.1.1 的方法检查,应符合 5.1 的规定。

6.2　装量　采用体积测定或重量测定仪器进行,平行测定 2 份,结果均应符合 5.2 的规定。

6.3 pH 测定 以 6.5 法取样制成最终浓度,按《中华人民共和国药典》(2005 版二部)附录Ⅵ H 的方法进行,应符合 5.3 的要求。

6.4 生产用水 在水进入到浓缩液生产系统的入口处收集样品,按 YY 0572—2005 规定的方法进行。

6.5 溶质浓度 检验液的制备和测定:精密量取浓缩液(如为干粉,按使用说明制成浓缩液)。任何一种浓缩液的取样量不低于 10 ml,平行取样两份,按使用说明要求的混合比例用透析用水配制成 7.7 所标示浓度(标示量)的透析液为检验液(如需要,配成检验方法所要求的浓度范围为供试液),以透析用水为空白试液,立即测定,结果应为两份样品测定值的算术平均值。

注 1:6.5 所涉及的检验方法适用于醋酸盐透析液和碳酸氢盐透析液溶质浓度的检验,对其他类型透析液的检验仅为参考。

注 2:其他溶质浓度的检验,应首先选用《中华人民共和国药典》的方法,如果药典无检验方法或检验方法不适用,所使用的方法应在报告中说明。

注 3:检验时,应扣除试验用水(透析用水)中所含被测物(如钠离子)对检测结果造成的影响。

6.5.1 氯离子:精密量取供试液,按《中华人民共和国药典》(2005 版二部)"生理氯化钠溶液"项下规定的方法测试。每 1 ml 硝酸银滴定液(0.1 mol/L)相当于 0.1 mmol 的氯离子,计算检验液浓度,结果应符合 5.5 的规定。

注:仲裁检验时应按《中华人民共和国药典》(2005 版二部)附录Ⅶ A"电位滴定法"判断滴定终点。

6.5.2 碳酸氢钠(碳酸氢根):精密量取供试液,按《中华人民共和国药典》(2005 版二部)"碳酸氢钠注射液"项下含量测定方法测试,每 1 ml 盐酸滴定液(0.5 mol/L)相当于 0.5 mmol 的碳酸氢钠(或碳酸氢根),计算检验液浓度,结果应符合 5.5 的规定。

6.5.3 醋酸钠(醋酸根):检验方法见附件 A,结果应符合 5.5

的规定。

6.5.4 阳离子:选用附表 6-1 中所示方法测试,计算检验液浓度,扣除空白后的结果应符合 5.5 的规定。

附表 6-1 阳离子测试方法

编号	阳离子	分析方法	适用标准
1	钙	原子吸收分光光度法, ＊EDTA 滴定法,	GB 11905
		离子色谱法	GB/T 15452,GB/T 15454
2	镁	原子吸收分光光度法, ＊EDTA 滴定法,	GB 11905
		离子色谱法	GB/T 15452,GB/T 15454
3	钾	＊火焰发射光谱法,离子 色谱法	DZ/T 0064.27,GB/T 15454
4	钠	＊火焰发射光谱法,离子 色谱法	DZ/T 0064.27,GB/T 15454

注:(1) ＊表示为仲裁法。
(2) 如采用非仲裁方法测定钠、钾、氯、钙、镁离子含量,需与仲裁法进行比较试验,根据试验结果掌握使用。

6.5.5 含水葡萄糖:取 6.5 法制备的检验液,按《中华人民共和国药典》(2005 版二部)"葡萄糖氯化钠注射液"项下方法测试,以样品旋光度三次测定结果的算术平均值与 2.085 2 相乘,即得供试液量中含水葡萄糖($C_6H_{12}O_6 \cdot H_2O$)的重量(g),计算结果应符合 5.5 的规定。

注:应排除其他旋光性物质的干扰。

6.6 过滤和微粒状况

6.6.1 过滤:生产企业提供完整的记录文件,证明浓缩液的过滤工序符合 5.6.1 的要求。

6.6.2 不溶性微粒:供试液的制备:按 6.5 法以一种浓缩液

取样(如为干粉按使用说明与注射用水混合成浓缩液),用注射用水稀释至最终浓度,成浓缩物的供试液,立即测定。

去供试液按《中华人民共和国药典》(2005 版二部)附录ⅨC "注射液中不溶性微粒检查法(光阻法)"进行,扣除注射用水的本底液微粒数,计算透析液单位体积内微粒的含量(如为碳酸氢盐透析液,应分别测定 A、B 液的微粒含量,合并计算透析液的微粒含量),应符合 5.6.2 的要求。

6.7 微生物限度检查

6.7.1 供试液的制备:浓缩液:直接取样成为供试液;干粉:各称取样品 20 g,按使用说明用无菌生理盐水配成浓缩液后取样(如不合格,复试时采用实际用量配液),成为供试液。

6.7.2 细菌数和真菌数检查:供试液经薄膜过滤后,按《中华人民共和国药典》(2005 版二部)附录ⅨJ 微生物限度检查法规定的方法进行,应符合 5.7 的规定。

6.7.3 大肠杆菌检查:按《中华人民共和国药典》(2005 版二部)附录ⅨJ 微生物限度检查法规定的方法进行,应符合 5.7 的规定。

6.8 无菌检查 若浓缩物标识为无菌,取 6.7.1 方法制备的供试液,按《中华人民共和国药典》(2005 版二部)附录ⅨH 无菌检查法检查,应符合 5.8 无菌检查的规定。

注:若生产过程采用了湿热、环氧乙烷或辐照灭菌,其灭菌的确认和常规控制按 GB 18278,GB 18279 或 GB 18280 进行。

6.9 致热原 供试液的制备:浓缩液,直接取样成供试液。干粉,称取样品 5 g,用细菌内毒素检查用水按使用说明配成浓缩液成供试液。

取供试液按使用说明的比例混合,以细菌内毒素检查用水稀释后按《中华人民共和国药典》(2005 版二部)附录 ⅨE 方法检查,计算结果应符合 5.9 的要求。

7 标签、标志和说明书

浓缩物应具备以下标示或说明：

7.1 生产者或经销商的名称及地址。

7.2 在适当的存放状况下的产品有效日期。

7.3 在产品包装上标示能够追踪生产过程的批号。

7.4 组成成分，包括添加剂，以及每一个制定溶质的浓度或质量。

7.5 干粉溶解成浓缩液与水的配合比例。

7.6 透析时浓缩液和水的混合比例，例如：在标签上标出（A：B：水）。

7.7 浓缩物各组分按使用说明配成透析液后，透析液中电解质的浓度（mmol/L）和非电解质的浓度（g/L）。

注：此标示浓度不能包括临床使用透析用水中的电解质和非电解质的成分。

7.8 标明无致热原。

例如：本品以内毒素检查用水稀释为透析液后，细菌内毒素不大于 0.5 EU/ml。

7.9 标明浓缩物稀释为透析液的不溶性微粒状况（一种或两种浓缩物分别按稀释比例配成透析液浓度时的微粒状况）。

例如：本品稀释为透析液后，扣除本底后微粒含量：

$\geqslant 10 \mu m$ 的微粒不超过 12 个/ml。

$\geqslant 25 \mu m$ 的微粒不超过 2 个/ml。

7.10 浓缩物的微生物状况。如果是无菌包装，应标明浓缩物无菌以及灭菌方法。

7.11 装量。

7.12 产品商品名（如适用）。

7.13 对于碳酸氢盐浓缩物，制造商应标明开封后一次用完，不得储存再用。

7.14 明确标示浓缩物和其他浓缩物的配套关系，以及相关设备的对应关系,用以监控浓缩物被正确的用于透析治疗。

注:通常透析设备不能纠正因用错浓缩物而配出错误的透析液用于患者的失误。故应密切注意当班的专业人员的标记、交接工作和工作过程,以确保安全。此监控原则的建立和各步操作的确认是为了对患者(或使用者)负责。

7.15 对于浓缩液,标签上应标明储存条件。说明容器破损、有明显颗粒的溶液不得使用。

7.16 对于干粉,标签上应标明储存条件。开封后立即使用。

7.17 色标:应用白色的封盖和标签表示醋酸盐浓缩物,红色表示酸性浓缩物(A 液/粉),蓝色表示碳酸氢盐浓缩物(B 液/粉)。

7.18 应标示配成透析液后(最终浓度)的 pH 值范围。

8 包装

浓缩物/干粉应置于内容物不产生物理和化学变化的容器中。

9 运输要求

按订货合同规定。

10 储存

密封储存,避免阳光直晒,通风良好,并避免冻结,不应与有毒、有污染和有不良气味的物品混存。

附件 A

(规范性附件)

醋酸钠(醋酸根)含量的测定

按高效液相色谱法测定。使用阴离子排阻(phenomenex,50 mm×4.6 mm 或与之相当的色谱柱),0.015 mol/L 硫酸水溶液作为流动相,流速 0.6 ml/min(不得超过 1.0 ml/min),检测波长为 220 nm。

6A.1 色谱条件与系统适用性试验应符合《中华人民共和国

药典》(2005 版二部)附录 VD 高效液相色谱法项下的要求。$R>1.5, n>3\,000, T$ 应为 $0.7\sim1.3$。

6A.2　对照品峰面积:精密称取无水醋酸钠对照品 105 mg 于 100 ml 容量瓶中,以透析用水稀释,取此溶液 10 ml 于 25 ml 容量瓶中,用透析用水稀释成含醋酸钠 0.42 mg/ml 的对照品溶液。取 20 μl 对照品溶液注入液相色谱仪,平行进样 5 次,RSD$<$2%,计算峰面积的平均值。

6A.3　供试液的制备与测定:精密量取 6.5 法制备的检验液,并按适当的稀释倍数用透析用水稀释至约含醋酸钠 0.4 mg/ml 作为供试液。以 0.45 μm 膜过滤,取 20 μl 对照品溶液注入液相色谱仪测定,按下式计算:

$$醋酸钠(醋酸根)含量(Cx)=Cr\frac{Ax}{Ar}\,12.19\,M\,(mmol/L)$$

式中:Cr——无水乙酸钠对照品中醋酸钠的实际浓度(mg/ml);

Ar——无水乙酸钠对照品中醋酸根峰面积的平均值;

Ax——样品中醋酸根的峰面积;

M——样品稀释倍数。

注:首次检验应建立方法学考察,对碳酸氢盐透析液样品,加标回收率应在 98.0%$\sim$104.0%。

附件 NA

(资料性附件)

本标准与 ISO 13958—2002 的主要技术性差异及其原因。

附表 6N‐1 给出了本标准与 ISO 13958—2002 的主要技术差异及其原因一览表。

附表 6N‑1　本标准与 ISO 13958—2002 的主要技术性差异及其原因

本标准的章条编号	技术性差异	原因
3.1	增加条款	明确"浓缩物"的定义
3.5	译作"最终浓度"	直译为"批系统"不便于理解
4	对化学原料和容器作了编排调整,明确了现行药典中对主要化学原料的要求	便于执行
5.1	增加的条款	增加了浓缩物的感官要求
5.2	增加的条款	明示浓缩的装量和检验要求
5.5	对醋酸(或醋酸根)浓度的允许差由±5%放宽到±10%	检验方法学尚不能满足要求,在可满足临床要求的基础上做了改动
5.5.2	增加的条款	便于临床医生掌握透析液的微粒状况并符合微粒控制的要求
5.7	增加的条款	如果制造商未标明浓缩物无菌,则应该使得透析液微生物控制在一定限度内,并和 4.1 相对应
5.9	国际标准规定"浓缩物应标识为无致热原",本标准规定"浓缩物以细菌内毒素检查用水配成透析液后,细菌内毒素含量应不大于 0.5 EU/ml"	结合"无致热原"的定义和"配成"透析液后细菌内毒素含量的限定,表明了此间的内毒素含量仅与浓缩物相关
6.8	增加了附注	文件验证的注释
附件 A	给出了透析液检验的操作方法,明确了检验的仲裁法	对方法的唯一性和可操作性进行了规定

附录七　中华人民共和国卫生部《消毒技术规范》(2002 年版)中有关物体和环境表面消毒方法

3.10　物体和环境表面消毒

3.10.1　适用范围　本节规范适用于 GB 15982—1995 中规定的Ⅰ、Ⅱ、Ⅲ、Ⅳ类环境室内物体表面的消毒及医院各环境表面消毒。

3.10.2　Ⅰ、Ⅱ类物体表面的消毒　Ⅰ类环境包括层流洁净手术室、层流洁净病房；Ⅱ类环境包括普通手术室、产房、婴儿室、早产儿室、普通保护性隔离室、供应室洁净区、烧伤病房、重症监护病房。Ⅰ、Ⅱ类环境要求物体表面的细菌总数≤5 cfu/cm²。

3.10.2.1　地面消毒：医院地面经常受到病人排泄物、呕吐物、分泌物的污染，由于人员的流动量大，如果不能及时清除地面污染，极易造成病原菌的扩散。

(1)当地面无明显污染情况下，通常采用湿拭清扫，用清水或清洁剂拖地每日 1～2 次，清除地面的污秽和部分病原微生物。

(2)当地面受到病原菌污染时，通常采用二溴海因消毒剂 200～500 mg/L 消毒，作用 30 min，致病性芽孢菌污染用 1 000～2 000 mg/L 作用 30 min 或用有效氯或有效溴 500 mg/L 的消毒液拖地或喷洒地面。

(3)对结核病人污染的表面，可用 0.2% 过氧乙酸或含氯消毒剂或二溴海因消毒液擦洗。对烈性传染病病原体污染的表面，如霍乱、炭疽等可用有效溴或有效氯 1 000～2 000 mg/L 作用 30 min 消毒。

3.10.2.2　墙面消毒：医院墙面在一般情况下污染情况轻于地面，通常不需要进行常规消毒。当受到病原菌污染时，可采用化学消毒剂喷雾或擦洗，墙面消毒一般为 2.0～2.5 m 高即可。

对细菌繁殖体、肝炎病毒、芽孢污染者,分别用含有效氯或有效溴 250～500 mg/L、2 000 mg/L 与 2 000～3 000 mg/L 的消毒剂溶液喷雾和擦洗处理,有较好的杀灭效果。喷雾量根据墙面结构不同,以湿润不向下流水为度,一般 50～200 ml/m²。

3.10.2.3　病房各类用品表面的消毒:病房内用品有桌子、椅子、凳子、床头柜等。一般情况下室内用品表面只进行日常的清洁卫生工作,用清洁的湿抹布或季铵盐类消毒液,每日 2 次擦拭各种用品的表面,可去除大部分微生物。当室内各种用品的表面受到病原菌的污染时必须采取严格的消毒处理。

(1)用 100～200 mg/L 二溴海因或含有效氯 200～500 mg/L 的消毒剂溶液、含有效碘 250～500 mg/L 的碘附,可擦拭或喷洒室内各种物品表面。

(2)紫外线灯照射

① 悬吊式或移动式紫外线灯消毒时,离污染表面不宜超过 1 m,消毒有效区为灯管周围 1.5～2 m。

② 紫外线灯管表面必须保持清洁,每 1～2 周用酒精纱布或棉球擦拭一次,照射时间根据灯管强度及所杀灭病原微生物而定,时间不得少于 30 min。

③ 高强度、低臭氧紫外线杀菌灯,照射 30～60 s,对物品表面消毒效果可靠。

3.10.2.4　其他表面的消毒:包括病历夹、门把手、水龙头、门窗、洗手池、卫生间、便池等物表面,这些地方容易受到污染。通常情况下,每天用洁净水擦抹刷洗处理,保持清洁。当受到病原微生物污染时参照 3.10.2.1 与 3.10.2.3 的方法进行消毒。

3.10.2.5　床单位的消毒:床单位包括病床、床垫、枕芯、毛毯、棉被、床单等。臭氧消毒,可采用床单位臭氧消毒器进行消毒,按说明书操作。

3.10.3　Ⅲ类环境物体表面的消毒　Ⅲ类环境包括儿科病房、妇产科检查室、注射室、换药室、治疗室、供应室清洁区、急诊室、化验室、各类普通病房和房间。Ⅲ类环境要求物体表面的细菌总数≤10 cfu/cm²。可以采用以下消毒方法。

3.10.3.1　消毒方法:上述3.10.2介绍方法均可采用。

3.10.3.2　喷洒或擦洗:配制1 000 mg/L氯己定溶液,对各种污染的表面进行喷洒或擦洗。

3.10.3.3　各种物品表面及台面消毒:治疗室、注射室、换药室、化验室的各种物品表面及台面等每日用300～500 mg/L含氯或含溴消毒剂擦拭,湿拖把拖地。

3.10.4　Ⅳ类环境物体表面的消毒　Ⅳ类环境包括传染病科及病房,Ⅳ类环境要求物体表面细菌总数≤15 cfu/cm²。消毒方法参照3.10.2方法执行。

3.10.5　化验室污染区的消毒　化验室污染区的各种表面消毒包括:

(1)桌椅等表面的消毒:每天开始工作前用湿布抹擦1次,地面用湿拖把擦1次,禁用干抹干扫,抹布和拖把等清洁工具各室专用,不得混用,用后洗净晾干。下班前用250～500 mg/L有效溴消毒液或0.1%～0.2%过氧乙酸抹擦1次。地面的消毒:用2倍浓度的上述消毒液拖擦。

(2)各种表面也可用便携式高强度紫外线消毒器近距离表面照射消毒。

(3)若被明显污染,如具传染性的标本或培养物外溢、溅泼或器皿打破,洒落于表面,应立即用消毒液消毒,用1 000～2 000 mg/L有效溴或有效氯溶液,或0.2%～0.5%过氧乙酸溶液洒于污染表面,并使消毒液浸过污染物表面,保持30～60 min,再擦,拖把用后浸于上述消毒液内1 h。

(4)若已知被肝炎病毒或结核杆菌污染,应用2 000 mg/L有效氯或有效溴溶液或0.5%过氧乙酸溶液擦拭,消毒30 min。

3.11 检验相关物品的消毒(略)

3.12 口腔诊疗器具及环境的消毒与灭菌(略)

3.13 织物的消毒

3.13.1 适用范围 适用于医疗机构织物的消毒。包括全院病人衣服、被单和医护人员的一般工作服清洗消毒工作,但不负责手术衣和隔离衣的灭菌。

洗衣房划分为污染区(收集、分拣、清点、处理及清洗衣服、被单)及清洁区(供晾或烘干、缝补、熨烫、折叠、储存及发送洗净衣被和办公)。污染衣被未经洗涤不得进入清洁通道及清洁区,各区受污染程度不同,消毒方法也有所不同。

3.13.2 衣被的收集袋和接送车的清洁消毒。

3.13.2.1 衣被收集袋:每个病区应有 3 个衣被收集袋,分别收放有明显污染的病人衣被、一般病人衣被及医护工作人员的工作衣服、帽子和口罩。衣被收集袋应保持密闭直至清洗。也可定时、限时收集工作人员衣物,及时发送至洗衣房。

3.13.2.2 污染推车与清洁推车:接送衣被均用推车,洗衣房有污染推车与清洁推车,分别用于接衣与送衣,接衣后及送衣前的推车均应用清水或 1% 洗涤剂溶液擦拭一次;接运传染病房、结核病房、烧伤病房及有明显污染衣被后的推车应用 0.5% 过氧乙酸或 1 000 mg/L 有效氯或有效溴消毒液擦拭消毒;也可用 500 mg/L 二氧化氯溶液擦拭。

3.13.2.3 一次性使用衣被收集袋:一次性使用衣被收集袋用后焚烧。非一次性者用 1% 洗涤液,90 ℃以上热水在洗衣机中消毒 25 min。

3.13.2.4 注意事项:严禁在病房内清点或处理传染病人,特别是肝炎、结核病人及传染性物质所污染的衣被,烈性传染病人的衣服应先消毒或灭菌后,再送洗衣房洗涤;或焚烧。清点传染病人衣被的工作人员应戴手套和口罩,穿工作衣。一次性使用的手套用后焚烧;可重复使用者,在洗衣机中用 90 ℃以上热水消毒 25 min。

3.13.3　衣被的洗涤消毒　病人衣被和医护工作人员的工作服必须分机或分批洗涤。婴儿衣被应单独洗涤,不可与其他衣被混洗。根据衣被受污染程度可分别用专机洗涤,特别是传染病人(肝炎、结核等)、烧伤病人的衣服应专机洗涤,无条件时也应先洗工作人员的工作服,帽子和口罩;再洗一般病人衣被、污染衣被,最后洗传染性病人、烧伤病人的衣被。

3.13.3.1　一般衣被的洗涤消毒:一般衣被指无明显污染及无传染性的衣被,将衣被收集袋打开,棉质衣被用 1% 消毒洗涤剂70 ℃以上温度(化纤衣被只宜40～45 ℃)在洗衣机内洗 25 min,再用清水漂洗。

3.13.3.2　传染病房和烧伤病房的衣被:必须用含二氧化氯或有效氯 500 mg/L 的消毒洗衣粉溶液洗涤 30～60 min,然后用清水漂净。

3.13.3.3　有传染性的衣被:有明显血、脓、便污染的衣被,视为传染性的衣被。在用热水洗涤前,先用冷洗涤液或 1%～2% 冷碱水将血、脓、便等有机物洗净,将该洗液煮沸消毒,再按 3.13.3.2 洗涤消毒。

3.13.3.4　衣被储存:应晾(烘)干、熨烫、折叠、储存衣被。对工作人员和病人衣被,一般污染和有传染性的衣被洗涤消毒后应分区或分批晾(烘)干、熨烫、折叠和储存,不宜混杂。熨烫时要特别注意曾受或易受污染之处。新生儿、婴儿衣被应有专用烘干、熨烫、折叠、储存衣被处,不可与其他衣被混淆。

3.13.4　洗衣池(机)的消毒　洗衣池(机)洗衣后,特别是洗可能有传染性的衣被后,应用90 ℃以上的热水或消毒剂消毒。

3.13.5　洗衣房的环境清洁消毒

3.13.5.1　洗衣房污染区的清洁消毒:上班时打开窗户,保持良好通风,下班时污染区地面用 0.2% 过氧乙酸溶液或含有效氯或有效溴 500 g/L 的消毒剂溶液拖地一次。

3.13.5.2　洗衣房清洁区的保洁：上班时开窗通风一次，清水擦拭桌、椅、工作台面、地面，保持清洁。下班时关闭门窗，减少灰尘和风沙，地面用清水拖擦一次。

3.13.6　洗衣房人员的卫生：洗衣房工作人员工作前后，特别是处理了污染衣被或具有传染性的衣被后，必须用肥皂流水洗手，即使戴手套，工作完后也应用流水洗手，污染区的工作人员工作时应穿工作服，工作完后脱下工作服，工作服每天换洗一次。离去时应进行淋浴。熨烫、折叠衣被的工作人员不能患有化脓性皮肤病。

附录八　中华人民共和国卫生部《消毒技术规范》(2002年版)中有关污水和污物的处理方法

3.14　污水的消毒处理

3.14.1　适用范围　适用于医院污水和污泥的消毒处理。

3.14.2　污水治理的原则

3.14.2.1　防止污染:要防止传染病病原菌的排放和对环境的污染。对可能排出大量传染病病原菌的传染病院、结核病医院和传染病房及受到传染病病原菌污染的污水进行严格的消毒处理,达到相应的医院污水排放标准方可排放。

3.14.2.2　分类处理:对含有某些化学毒物的废水废液要尽量单独收集,分别处理,防止大量有毒有害物质进入综合排水系统。

3.14.2.3　严格排放:对含有放射性物质的废水必须单独收集处理,达到排放标准后再排入综合污水系统。

3.14.2.4　执行标准:对医院综合污水应视其排污去向,按不同的要求进行处理,达到相应的排放标准后方可排放。直接或间接排入不同水体的医院污水应按其受纳水域的功能要求,执行一级或二级排放标准,通常需要进行二级(生物)处理;对排入末端有城市污水处理厂的城市下水道的医院污水,除含有致病菌和某些特殊污染物的医院污水外,一般同生活污水相近,可不作单独处理,达到排入下水道的标准即可排放。

3.14.2.5　保证安全:医院污水消毒选用的消毒剂尽量安全可靠,操作简单,费用低,效率高。

3.14.2.6　加强管理:加强医院用水管理,节约用水,减少污水排放量,在水源紧张和有条件的地方可采用水的再生利用。

3.14.3　污水处理站　医院污水处理一般应建造污水处理站

（小型医院污水处理不需要，建消毒池即可）。污水处理站通常由设备间、控制室、泵房、贮药间、休息室、化验室和厕所、浴室等组成；处理构筑物根据处理工艺不同有格栅池、集水井、调节池、定量池、消毒池、沉淀池、生化池、污泥池等组成。

3.14.4　污水处理工艺流程

3.14.4.1　《医院污水处理设计规范》对污水处理的规定

（1）凡现有、新建、改建的各类医院以及其他医疗卫生机构被病原菌、病毒所污染的污水都必须进行消毒处理。

（2）含放射性物质、重金属及其他有毒、有害物质的污水，不符合排放标准时，须进行单独处理后，方可排入医院污水处理站和城市下水道。

（3）医院的综合排水量、小时变化系数，与医院性质、规模、设备完善程度等有关，应综合考虑。

（4）在无实测资料时，医院每张病床每日污染物的排出量可按下列数值选用：BOD_5：60 g/（床·天）；COD：100～105 g/（床·天）；悬浮物：50～100 g/（床·天）。

（5）设计处理流程应根据医院类型、污水排向、排放标准等因素确定。

当医院污水排放到有集中污水处理厂的城市下水道时，以解决生物性污染为主，采用一级处理。

当医院污水排放到地面水域时，应根据水体的用途和环境保护部门的法规与规定，对污水的生物性污染、理化性污染及有毒有害物质进行全面处理，应采用二级处理。

3.14.4.2　一级处理工艺流程：污水通过排水管汇集到污水处理站，对于粪便污水应先通过化粪池沉淀消化处理，然后进入污水处理站。处理站设有隔栅、调节池、计量池、提升泵和接触池。消毒剂通过与水泵联动或与虹吸定量池同步定量投加至待处理污水中，通过管道或专用设备充分与污水混合后，进入接触池，在接触池内污水与消毒剂经过一定时间的接触后达到水质净化和消毒要求之后,排放入城市下水道。化粪池和沉淀池产生的污泥定期进行清除和消毒处理。

3.14.4.3　二级处理工艺流程:污水的二级处理即生物处理,是利用微生物的代谢过程将污水中的有机物转化为无机物。典型的二级处理工艺流程为:污水—隔栅—调节池—初次沉淀池—生化处理—二次沉淀池—加消毒剂—接触池。常用的方法有生物转盘法、生物接触氧化法、射流曝气法、塔式生物滤池、氧化法等。

3.14.4.4　特殊污水的处理:来自牙科治疗和化验室的重金属废水,含汞、铬等有害污染物,可用化学沉淀法或离子交换法处理。来自同位素诊疗的放射性污水,低浓度的采用衰变池处理。来自厨房食堂的含油废水,一般采用隔油池处理。照片洗印产生的废水中含有银、显影剂、定影剂等有害物质,含银废水可采用电解法回收银,显影剂可用化学氧化法处理。

3.14.5　污水的消毒　医院污水消毒是医院污水处理的重要工艺过程,医院污水消毒的主要目的是杀灭污水的各种致病菌,同时也可改善水质、达到国家规定的排放标准。

3.14.5.1　污水预处理前的加氯消毒:对于传染病院和结核病院的各病区,以及综合性医院的传染病区的厕所,应按每 10 床位每日投放含有效氯 25% 的漂白粉 1 kg,分 3~4 次投入。最佳投放时间可定在使用厕所高峰期末,投放的漂白粉随流水冲入化粪池内,并在化粪池出口处进行余氯测定。

3.14.5.2　氯化消毒

(1)氯化消毒工艺:当医院污水院内集水管道高于院外公共污水管或水体水位时(通常需要有 600 mm 的高度差),可采用虹吸式定比投氯消毒系统;当污水需要提升才能排出时,需在消毒混合接触池前设置污水泵提升污水,消毒投加设备与提升泵可同步运行,由集水池的水位控制污水泵自动启动,同时控制投药系统同步运行;氯片消毒法是把氯片消毒器置于出水管渠上,利用流过污水的冲力不断溶解消毒片,水流大时药剂溶解多,水流小时药剂溶解少,可基本达到比例投氯的目的。

液氯消毒一般采用真空式虹吸定比投氯系统;次氯酸钠、二氧化氯等消毒液的投加应采用双虹吸自动定比投氯系统。

(2)加氯量的设计:经一级处理的污水,加氯量一般设计为30~50 mg/L;经二级处理的污水,加氯量设计为 15~25 mg/L。实际加氯量可按出口污水中余氯量进行调整。

(3)小型污水池的消毒处理:可采用漂白粉、次氯酸钠定容定量加氯投放消毒法,按有效氯 50 mg/L 用量加入污水中,并搅拌均匀,作用 2 h 后排放。

(4)注意事项

① 当用液氯消毒时,必须采用真空加氯机,并应将投氯管出口淹没在污水中,严禁无加氯机直接向污水中投加氯气。

② 输送氯气的管道应使用紫铜管,严禁使用聚氯乙烯等不耐氯气腐蚀的管道;输送含氯消毒液的管道宜采用硬聚氯乙烯管,严禁使用铜、铁等不耐含氯溶液腐蚀的金属管。

3.14.5.3 二氧化氯消毒法:二氧化氯用于污水消毒处理的投加系统和次氯酸钠消毒法一致。由于二氧化氯的氧化能力(消毒能力)是氯气的 2.63 倍,一般推荐二氧化氯处理医院污水的使用量为有效氯投加量的 1/2.5。

3.14.5.4 臭氧消毒法:按 3.1.7.3 方法进行。

3.14.5.5 二溴海因消毒:用量和用法参照"氯化消毒法"。

3.14.6 污水排放标准

3.14.6.1 医疗卫生机构污水的排放质量应符合 GB 8978—1996《污水综合排放标准》和 GB 18466—2001《医疗机构污水排放要求》。

(1)排入 GB 3838Ⅲ类水域(划定的保护区和游泳区除外)和排入 GB 3097 中二类海域的污水,执行一级标准。

(2)排入 GB 3838 中Ⅳ、Ⅴ类水域和排入 GB 3097 中三类海域的污水,执行二级标准。

（3）排入设置二级污水处理厂的城镇排水系统的污水，执行三级标准。

（4）排入未设置二级污水处理厂的城镇排水系统的污水，必须根据排水系统出水受纳水域的功能要求，分别执行 3.14.6.1(1) 和 3.14.6.1(2) 的规定。

（5）医疗机构污水必须进行处理和消毒。医疗机构污水处理构筑物中的污泥必须经过无害化处理。未经消毒或无害化处理的污水、污泥，不准任意排放或用做农肥。

（6）严禁各级各类医疗机构将污水、污泥排入生活饮用水水源卫生防护地带内。

（7）严禁各级各类医疗机构采用渗井、渗坑排放污水、污泥。

（8）与污水消毒处理有关指标的要求见附表 8-1 和附表 8-2。

附表 8-1　医疗卫生机构污水排放的消毒指标

医疗机构类别	粪大肠菌群（MPN/L）	肠道致病菌	结核杆菌	消毒接触时间(h)		总余氯(mg/L)	
				氯化法	二氧化氯法	氯化法	二氧化氯法
综合性医疗机构	≤900	不得检出	—	≥1.0	≥0.5	≥3.5	≥2.5
传染病医疗机构	≤900	—		≥1.5	≥0.5	≥6.5	≥4.0
结核病医疗机构	≤900	不得检出	不得检出	≥1.5	≥0.5	≥6.5	≥4.0
其他医疗机构	≤900	不得检出		≥1.0	≥0.5	≥3.5	≥2.5

附表 8-2　医疗卫生机构污水排放的理化指标（mg/L）

指标名称	1997年12月31日前建设的单位			1998年1月1日后建设的单位		
	一级标准	二级标准	三级标准	一级标准	二级标准	三级标准
pH	6～9	6～9	6～9	6～9	6～9	6～9
BOD₅	30	60	300	20	30	300
COD	100	150	500	100	150	500
SS	70	200	400	70	150	400
氨氮	15	25	—	15	25	—

3.14.6.2　监测要求

（1）医疗机构污水中总余氯：经过连续处理装置的污水，每日至少检测 2 次；经过间歇式处理装置的污水，每次排放前均应检测。

（2）医疗机构污水中粪大肠菌群：每月检测不得少于 1 次。

（3）医疗机构污水中致病菌：每年检测不得少于 2 次。主要检测沙门菌和志贺菌，结核病医疗机构检测结核杆菌。

（4）采用二级处理的污水处理站还应定时监测 BOD_5、COD、溶解氧、悬浮物、氨氮等项目。

3.14.6.3　监测方法

（1）粪大肠菌群数：按 GB 8978—1996 规定采用多管发酵法。

（2）余氯量

① 按 GB 8978—1996 规定采用 GB 11898—89“N,N -二乙基- 1,4 -苯二胺分光光度法”或 GB 11897—89“N,N -二乙基- 1,4 -苯二胺滴定法”监测。日常监测一般采用比色计（邻联甲苯胺比色法）：在含 5 ml 样品的比色管内滴加邻联甲苯胺溶液 2～3 滴，混匀，置暗处 15 min，与永久性余氯标准比色溶液比色测定。检测温度应控制在 15～20 ℃；余氯过高会产生橘黄色，碱度过高或余氯很低时可能会产生淡蓝绿色或淡蓝色，应多加 1 ml 1∶2 的盐酸或 1 ml 邻联甲苯胺溶液，即可产生正常的淡黄色进行比色测定。

② 对剩余二氧化氯的现场测定，目前没有合适、统一的方法，可用余氯比色计法（邻联甲苯胺比色法）测得的读数×1.9 推测剩余二氧化氯的量。

③ pH 值：按 GB 8978—1996 规定采用 GB 6920—86“玻璃电极法”；日常监测中可用 pH 计或精密 pH 试纸进行监测。

④ BOD_5（五日生化需氧量）：按 GB 8978—1996 规定采用 GB 7488—87“稀释与接种法”进行监测。

⑤ COD（化学需氧量）：按 GB 8978—1996 规定采用

GB 11914—89"重铬酸钾法"进行监测。

⑥ SS(悬浮物):按 GB 8978—1996 规定采用 GB 11901—89 "重量法"进行监测。

⑦ 氨氮:按 GB 8978—1996 规定采用 GB 7478—87"纳氏试剂比色法"进行监测。

3.14.6.4 脱氯处理:通常采用化学脱氯,利用还原剂与氯的反应将氯除去,如 SO_2、$NaHSO_3$、$NaSO_3$、NaS_2O_3、活性炭等。

3.14.7 污泥的处理

3.14.7.1 污泥的脱水与干化:污泥脱水与干化的目的是减少污泥体积,便于污泥的最后处置。污泥干化池通常有两种形式,一种是无人工滤水层的自然滤层干化池,另一种是设置人工滤水层的干化池。

3.14.7.2 堆肥:医院污泥可以和垃圾及其他有机物混合,通过堆肥处理达到消毒目的和产出肥料。

(1) 当采用高温堆肥法处理污泥时,应符合下列要求:合理配料,就地取材;堆肥保持在 60 ℃以上不少于 1 d;保证堆肥的各部分都能达到有效消毒;采取防止污染人群的措施。

(2) 采用高温堆肥应达到附表 8-3 卫生标准要求。

附表 8-3　高温堆肥卫生标准

项目	卫生标准
堆肥温度	最高堆温达 50～55 ℃以上,持续 5～7 d
蛔虫卵死亡率	59%～100%
粪大肠菌值	0.01～0.1
苍蝇	有效控制苍蝇孳生,堆肥周围没有活的蛆、蛹或新羽化的成蝇

3.14.7.3 石灰消毒法:石灰投加量 15 g/L[以 $Ca(OH)_2$],pH 值达到 12 以上,并存放 7 d 以上。

3.14.7.4 氯化消毒法:加氯量应通过试验确定,当无资料时,可按有效氯 2.5 g/L 投加;消毒时应充分混合。

3.14.7.5 利用废热进行加热消毒,应防止臭气扩散污染环境。

3.14.7.6 对集中消毒处理的医院污泥,可利用核废料作辐射源,进行辐照消毒。

3.14.7.7 医疗机构污泥排放标准应符合 GB 18466—2001《医疗机构污水排放要求》(见附表 8-4)。

附表 8-4 医疗卫生机构污泥排放标准值

医疗机构 类别	粪大肠菌群	肠道致病菌	结核杆菌	蛔虫卵死亡率 (%)
综合性医疗机构	$\geqslant 10^{-2}$	不得检出	—	>95
传染病医疗机构	$\geqslant 10^{-2}$	不得检出	—	>95
结核病医疗机构	$\geqslant 10^{-2}$	—	不得检出	>95
其他医疗机构	$\geqslant 10^{-2}$	—	—	>95

3.15 污物的消毒处理

3.15.1 适用范围 本节所称"污物"是指医疗卫生机构在诊断、治疗、卫生处理过程中产生的废弃物和患者生活过程中产生的排泄物及垃圾,这些废弃物均有病原微生物污染的可能,也可能对公众健康造成危害,本节规范主要提供了对污物消毒的方法和要求,也对医疗卫生机构产生的其他有害废弃物的处理提供了方法。

对医疗卫生机构污物的处理必须符合国家有关法律法规的规定。

3.15.2 污物的分类 医院的大部分废物是没有危害的普通垃圾,不需特别处理;但一旦这些没有危害性的垃圾与其他具有危害性的或传染性的污物混合在一起,就需特殊的搬运和处理。因此对医院污物进行分类是医院污物有效处理的前提。

3.15.2.1 生活垃圾:在医疗卫生机构的管理、建筑物的维修中产生,按城市垃圾处理原则进行处理。

3.15.2.2 感染性废弃物:指可能含有病原菌(细菌、病毒、寄生虫或真菌)的废弃物,其浓度和数量足以对人致病。主要包括以下几类:

(1)实验室所用的菌落及病原株培养基和保菌液。

(2)传染病人手术或尸解后的废弃物(如组织、污染的材料和仪器等)。

(3)来自传染病房的废弃物(如排泄物、手术或感染伤口的敷料、严重污染的衣服)。

(4)传染病人血液透析中产生的废弃物(如透析设备、试管、过滤器、围裙、手套等)。

(5)实验室感染的动物。

(6)传染病人或动物接触过的任何其他设备和材料。

(7)使用过的一次性注射器、输液器、输血器等废弃物。

3.15.2.3 病理性废弃物:包括组织、器官、部分躯体、死胎和动物尸体、血液、体液。

3.15.2.4 锋利物(锐器):指能对人扎伤或割伤的物体,包括针头、皮下注射针、解剖刀、手术刀、输液器、手术锯、碎玻璃及钉子。

3.15.2.5 药物性废弃物:包括过期、被淘汰、压碎或污染的药品、疫苗、血清。

3.15.2.6 遗传毒性废弃物:包括已明确的抑制细胞的药物、化学或放射治疗病人的呕吐物、尿或粪便。如苯、环孢霉素、环磷酰胺等。细胞毒性药物是这类废弃物中的主要物质,能杀死或阻碍特定细胞的生长,用于肿瘤的化疗及在器官移植、免疫性疾病的治疗中作为免疫抑制剂。

3.15.2.7 化学性废弃物:在诊断、试验、清洁、管理、消毒过程中产生的,具有毒性、腐蚀性、易燃性、反应性或遗传毒性的固体、液体、气体。如甲醛、摄影用剂、有机化合物等。

3.15.2.8 放射性废弃物:包括被放射性核素污染了的固体、液体和气体。如低活度的固体废弃物(吸收纸、拖把、玻璃器皿、注射器、小药皿)、放置放射性物质容器内的残余物、诊断剂。

3.15.3 污物的处理原则

3.15.3.1 分类收集原则:减少有害有毒废物和带传染性废物的数量,有利废物的回收利用和处理。

3.15.3.2 回收利用原则:避免浪费。

3.15.3.3 减量化原则:通过重复利用、破碎、压缩、焚烧等手段减少固体废物的体积和数量。

3.15.3.4 无公害原则:废物处理必须遵守环保及卫生法规标准要求。

3.15.3.5 分散与集中处理相结合的原则:分类收集的废物分别进行处理。

3.15.4 污物的收集

3.15.4.1 分类收集

(1)设置三种以上颜色的污物袋,黑色袋装生活垃圾,黄色袋装医用垃圾(感染性废弃物),直接焚烧的污物、放射性废弃物和其他特殊的废弃物使用有特殊标志的污物袋进行收集。使用的污物袋应坚韧耐用、不漏水,并首选可降解塑料制成的污物袋。

(2)医院应建立严格的污物分类收集制度,所有废弃物都应放入标有相应颜色的污物袋(桶)中,应及时清运或在装满 3/4 时有人负责封袋运送。

(3)锐器不应与其他废弃物混放,用后必须稳妥安全地置入锐器容器中。高危区的医院污物建议使用双层污物袋,并及时密封。放射性废物应存放在适当的容器中防止扩散。

(4)分散的污物袋要定期收集集中。污物袋应每日运出病房或科室,也可根据需要决定搬运时间,并运往指定的收集地点。不能移动未标明废弃物产生地及废弃物种类的污物袋(箱),应立即补充上新的同类的污物袋(箱),以供使用。应防止污物袋(箱)的泄漏。

3.15.4.2　医院中心废物存放地

(1) 污物袋(箱)在就地处理或异地处理之前,要集中存放在医院中心废物存放地,有害废物和普通垃圾要分开存放,并有明显标识。

(2) 存放地应有遮盖设施,防止污染周围环境;设有冲洗及消毒设施,清洗过程的废水应排入医院污水系统。

3.15.5　感染性废弃物的消毒处理

3.15.5.1　液体污物:主要指患者吃过的剩饭剩菜、排泄物、呕吐物等。

(1) 可作动物饲料的剩饭剩菜,须煮沸 30 min 后才能运出;

(2) 没有利用价值的剩饭剩菜和排泄物、呕吐物,加 1/5 量的漂白粉,搅匀后作用 2 h,倒入专用化粪池或运出;

(3) 特殊传染病人的排泄物、呕吐物参照 3.15.5.3～3.15.5.8 执行。

3.15.5.2　固体污物

(1) 无利用价值的可燃性污物,在条件允许的情况下可采用焚烧处理。

(2) 非可燃性固体污物应先消毒,然后根据物品的再利用价值,送废旧物品收购站或城市垃圾处理站。消毒方法可选用含有效氯或有效溴 500～1 000 mg/L 的消毒液、含 1 000～2 000 mg/L 二氧化氯的消毒液或 0.5% 过氧乙酸消毒液浸泡 60 min。

3.15.5.3　感染症病人污物的消毒处理

(1) 病人的粪便加 2 倍量 10%～20% 漂白粉乳液;呕吐物加 1/5 量干漂白粉,搅匀后加盖作用 2 h,再倒入厕所。

(2) 伤寒病人的尿液每 100 ml 加漂白粉 3 g,搅匀后加盖,作用 2 h。

(3) 患者使用过的便器用 1% 漂白粉上清液、含有效氯 2 000 mg/L

的消毒液、0.5%过氧乙酸浸泡 30 min。

（4）病毒性肝炎病人衣物可用具有消毒杀菌作用的洗涤剂进行浸泡清洗；也可采用甲醛、环氧乙烷进行熏蒸消毒。

（5）结核病人的痰盒收集后焚烧；也可加等量 10%～20%漂白粉乳液（或 1/5 量的干粉），作用 2～4 h 或加等量 1%过氧乙酸作用 30～60 min。

（6）真菌病人使用过的毛巾、衣物等可用含 0.2%过氧乙酸溶液浸泡 30 min 后清洗；也可采用上述（4）的方法熏蒸。

（7）无经济价值的可燃性污物采用焚烧处理。

3.15.5.4　炭疽病人污物的消毒处理

（1）尽可能都采用焚烧处理。不能焚烧的，用含有效氯或有效溴 2 000 mg/L 的消毒液或 2%戊二醛浸泡、擦拭 30～60 min。

（2）肠炭疽病人排泄物按 3.15.5.3(1)处理，但作用时间需延长至 6 h；病人所用便器按 3.15.5.3(3)处理，但使用药物浓度应加倍。

3.15.5.5　艾滋病病人污物的消毒处理

（1）无经济价值的可燃性污物采用焚烧处理。

（2）病毒携带者和病人分泌物、排泄物用 20%漂白粉乳液 1∶2混合后作用 2 h。

（3）液体污物可煮沸 30 min；也可加入含氯消毒剂（使混合液中有效氯达到 1 000 mg/L）、或过氧乙酸（使混合液中达到 5 000 mg/L）作用 30 min。

（4）病人使用过的衣物、床单等可装入防水口袋内，外加一布袋后采用压力蒸汽消毒；也可直接煮沸 30 min。对被血液或排泄物明显污染的衣物，采用含有效氯 1 000 mg/L 的消毒液浸泡 30 min 处理。

3.15.5.6　朊毒污染物的处理：朊毒类感染因子对理化消毒及灭菌因子的抵抗力很强，消毒及灭菌处理困难。对该病患者或疑似患者污染的手术器械、物品及分泌物、排泄物等可参照附表

8-5方法进行。

灭活方法	说　　明
1. 132 ℃,30 min	处理污染物品;121 ℃ 120 min 仅部分效果
2. 134 ℃～138 ℃,18 min	处理高危物品与中危物品
3. 浸泡于 1 mol/L 氢氧化钠溶液内作用 1 h 再 121 ℃,60 min	处理高危物品与中危物品(注意腐蚀性)
4. 浸泡于 1 mol/L 氢氧化钠溶液作用 15 min 或 8.25% 有效氯的次氯酸钠溶液	处理低危性表面(如病理解剖台表面和地面)

3.15.6　一次性使用注射器、输液器、输血器等使用后的处理

3.15.6.1　使用过的一次性使用注射器、输液器和输血器等物品必须就地进行消毒毁形,并由当地卫生行政部门指定的单位定点回收,集中处理,严禁出售给其他非指定单位或随意丢弃。

3.15.6.2　一次性使用输血器(袋)、采血后的一次性使用注射器可放入专用收集袋直接焚烧;不能采用焚烧方法的,必须先用含有效氯 2 000 mg/L 的消毒液浸泡 60 min(针筒要打开)后,方可毁形处理。

3.15.6.3　一次性使用输液器使用后先剪下针头部分,用含有效氯或有效溴 1 000 mg/L 的消毒液浸泡 60 min 以上,放入专用的收集袋即可。

3.15.6.4　使用后的一次性注射器建议使用毁形器进行毁形,然后用含有效氯 1 000 mg/L 的消毒液浸泡 60 min 以上,即可回收;没有接触人体的一次性使用注射器毁形后即可回收。

3.15.6.5　明确没有污染的一次性使用医疗用品,如输液袋(瓶)、配制药物的针筒等,使用后不需浸泡消毒,只要毁形后即可

回收。

3.15.6.6 医院必须建立定点回收制度,设专人负责定点回收工作。每个科室使用后加强管理,严防人为流失。凡参与一次性医疗用品处理的人员必须经培训合格并加强个人防护。

3.15.7 放射性废弃物的处理

3.15.7.1 存放要求:盛放固体废弃物的容器应在里面衬以耐用的透明塑料袋,可以用胶带或加热密封。液态废弃物应根据废弃物的化学和放射性质、体积、处理和贮存方法来选择合适的容器。衰竭的放射源应保存在防护层下。

3.15.7.2 放射性废液

(1)使用放射性核素量比较大、产生污水比较多的核医学单位,必须有废水专用处理装置或分隔污水池,以存放和排放废水。

(2)产生放射性核素废液而无废水池的单位,应将废液注入容器存放 10 个半衰期后,排入下水道系统。如废液含长半衰期核素,可先固化,然后按固体放射性废物进行处理。

(3)放射性浓度不超过 $1 \times 10^4 Bq/L$ 的废闪烁液,或仅含有浓度不超过 $1 \times 10^5 Bq/L$ 的 ^3H 或 ^{14}C 的废闪烁液,可按一般废弃物进行处理。

(4)对使用放射性药物进行治疗病人的排泄物应实施统一收集和处理。对专用化粪池内的排泄物应储存 10 个半衰期后排入下水道系统;对无专用化粪池的单位,应为病人提供具有辐射防护性能的尿液、粪便收集器,最初几天的收集物存放 10 个半衰期后作一般废弃物处理;对收集含有 ^{131}I 病人排泄物时,必须同时加入 NaOH 或 10%KI 溶液后密封存放待处理。

(5)对同时含有病原微生物的病人排泄物,应备有专用容器单独收集,经存放衰变、消毒处理后,排入下水道系统。

3.15.7.3 固体废物的处理

(1)废物袋、废物包、废物桶及其他存放废物的容器必须在显著位置标有废物类型、核素种类、比活度范围和存放日期的说明。

（2）内装注射器及碎玻璃等物品的废物袋应附加外套。

（3）焚化可燃性固体废物必须在具备焚烧放射性条件的焚化炉内进行。

（4）同时污染有病原微生物的固体废物，必须先消毒，然后按固体放射性废物进行处理。

（5）Bq 量级以下且失去使用价值的废弃密封放射源，必须在具备足够外照射屏蔽能力的设施里存放、待处理。

（6）比活度小于或等于 7.4×10^4 Bq/kg 的医用废物，或废物经衰变比活度小于 7.4×10^4 Bq/kg 以下后，即可按一般废弃物进行处理。

（7）如果可能的话，将废弃的密封放射源退换给供应商，或向当地环境保护部门提出申请，要求处置放射源。

3.15.8　锋利物的处理：锋利物品应尽量焚化，并且可以和其他感染性废弃物一起焚化处理。

3.15.9　遗传毒性废弃物的处理

3.15.9.1　返还给供应商。

3.15.9.2　高温焚化：应采用双室热解焚化炉，最高温度应达到 1 200 ℃以上。

3.15.9.3　对环磷酰胺、异环磷酰胺、硫酸长春新碱等可采用化学降解法。

3.15.9.4　也可选择封存或使之自动失效的方法处理。

3.15.10　药物性废弃物的处理

3.15.10.1　对少量药物性废弃物可选择填埋、封存处理，也可和感染性垃圾一起焚化处理。

3.15.10.2　对大量药物性废弃物首选焚化；也可封存后在卫生填埋点处置。静脉注射液可采用排入下水道或填埋方式处置；玻璃安瓿不能焚化处理，可以先压碎，然后与锋利物品一起处理。

3.15.11　化学性废弃物的处理

3.15.11.1 一般的化学性废弃物,如糖、氨基酸和特定的盐类,可以与市政垃圾一起处置,或者排入下水道。

3.15.11.2 少量的危险化学性废弃物,如包装内的残留化学物,可采用热解焚化炉、封存或填埋处理。

3.15.11.3 大量的危险化学性废弃物,可返还给供应商;某些可燃性的可采用焚化处理(含大量卤代有机溶剂的不能焚化处理);也可采用化学法处理;但不能排入下水道系统,也不能采取封存或填埋方法处理。

附录九 中华人民共和国医药行业标准《血液透析和相关治疗用水》（YY 0572—2005）（ISO 13959：2002，MOD）

前　言

本标准的全部技术内容为强制性。

本标准修改采用国际标准 ISO 13959：2002《血液透析和相关治疗用水》。

本标准与国际标准的修改在于：

——国际标准中 3.1 条验证和监测经处理的水，因无具体的测试方法，只是一个原则上的规定，故将此条单列出来，作为总则。

——国际标准中 3.2 条微生物要求是包含了细菌总数和细菌内毒素两个指标，故本标准将之分成了两个条款。且将其不明确的地方（或不得低于国家法规和同类法规的要求）删除。

——国际标准中 4.1 中对细菌总数提出了多种确定方法和不建议使用的方法，本标准明确采用了国内常用的倾注平板法为仲裁方法，也可采用膜过滤法。

——国际标准中 4.2 所列举的各元素的检验方法有很多，本标准对此明确了仲裁方法。并对一些明显精确度较低的，但比较经济的测试方法，增加了精确度较高的测试方法，如砷、硫酸盐等。

本标准由国家食品药品监督管理局提出。

本标准由全国医用体外循环设备标准化技术委员会归口。

本标准起草单位：广东省医疗器械质量监督检验所。

本标准主要起草人：颜林、李伟松、张扬、莫富诚。

引 言

要想保证血液透析或血液透析滤过既安全又有效,极其重要的一个方面,就要是保证水质优良。

血液透析和血液透析滤过,患者通过血液透析器或血液透析滤过器的半透膜,每周可能要接触超过 300 L 的水。而一个健康的人,每周摄入的水很少超过 12 L。与水接触的量增加近 30 倍,因此,应控制和监测水质,以避免已知的或估计有害的物质过量。制备透析液的用水通常都要经过一定的处理,使水质达到规定的要求。这类水处理系统可包括各种设备:水质软化器、沉淀器过滤器、反渗透装置、去离子装置、高效过滤器、微型过滤器、活性炭过滤器、紫外线消毒器和水箱。水处理系统的这些设备性能如何,取决于原水的水质和整个系统的功能,看它能否制备出并持续生产出合格的处理水。

微量元素和微生物源污染长期存在着潜在的危害,现在对此了解正越来越多,处理饮用水的技术已获得持续发展,为此,本标准亦将相应的向前发展,并日臻完善。

本标准包含了对制备透析液用水在化学方面和微生物学方面的最低要求,以及为保证符合要求而应实行的各项步骤。其中,包括了对原水的基本判定准则。

处理水中因存在有机污染物而产生生理效应,这是一个值得研究的重要领域。考虑本标准发布时若规定低于各管理机构公布的数值,并不恰当。但本标准的用户应当意识到,若存在有机物污染,就可能出现问题。监测有机物污染的总浓度,可通过测量有机碳总量(TOC)进行。TOC 并不代表某种特定污染物的浓度。对于原水,已知有机物污染浓度高的地方,可考虑进行特定的水处理。

用浓缩物配制最终的透析液,应按 ISO 13958 的规定进行生产、包装和贴标签。用于混合的大量用水,要符合本标准。血液透析机构负责管理水处理设备、血液透析系统和浓缩物。

由于最终混合制成的透析液不受生产者控制,故本标准不对其临床技术上必要的处理作出规定。血液透析职业人员负责选择各种不同的应用(血液透析、血液透析滤过、血液滤过),并要了解各种处理的风险及在每种治疗中采用透析液的安全要求。

若处理水用于血液透析器再处理(清洁、测试及与消毒剂混合),用户应保证处理水符合本标准要求。应在重复使用设备的进水口测定处理水。

本标准对水处理标准系统生产者、血液透析机构具有指导作用。

1 范围

本标准规定了血液透析和血液透析滤过中制备浓缩透析液和透析液所用水的最低要求。

本标准不涉及水处理设备的操作,亦不涉及由处理水与浓缩物混合最后制成供治疗用的透析液。负责操作的只能是专业透析人员。

2 术语和定义

下列术语和定义适用于本标准:

2.1　透析液(dialyzing fluid,dialysis fluid,dialysate)　血液透析或血液透析滤过时,拟与血液交换溶质的液体。

注:这不包括血液透析滤过中所用预包装的母液。

2.2　原水(feed water)　供给水处理系统的水。

2.3　处理水(product water)　完全通过水处理系统处理、进入血液透析设备的水。

3 验证和监测处理水

为了设计出一种合适的水处理系统,以便符合进行体外循环治疗病人的需要,应测定原水的水质及其变化。应定期监测原水的水质,并保证持续进行恰当的水处理。按下面规定,处理水的水质应在安装水处理装置时验证,应定期监测处理水的水质。生产者应在原水和处理水的监测方式和频度两方面向用户提供说明书,并对方法选择、监测频度及偏离要求的纠正措施进行指导。

4 要求

4.1 微生物学要求

4.1.1 处理水所含细菌总数,应不得超过 100 cfu/ml。

4.1.2 在水处理装置输出端的细菌内毒素,应不得超过 1 EU/ml;在血液透析装置入口的输送点上的细菌内毒素,应不得超过 5 EU/ml。

4.2 化学污染物 处理水所含化学污染物,应不得超过附表 9-1 的规定。

附表 9-1 处理水所含化学污染物最大容允量

污染物	最大允许量(mg/L)	污染物	最大允许量(mg/L)
铝	0.01	镁	4(0.16 mmol/L)
砷	0.005	汞	0.000 2
钡	0.1	硝酸盐(氮)	2
镉	0.001	钾	8(0.2 mmol/L)
钙	2(0.05 mmol/L)	硒	0.09
氯胺	0.1	银	0.005
氯	0.5	钠	70(2.8 mmol/L)
铬	0.014	硫酸盐	100
铜	0.1	锡	0.1
氟化物	0.2	锌	0.1
铅	0.005	—	—

5 试验方法

5.1 微生物试验 应在按比例配制透析液装置的入口处或在混合罐的入口处,收集处理水的试样。

5.1.1 试样应在收集后 30 min 内进行化验,或立即放在1~5℃下储存,并按常规程序在收集后 24 h 内化验。应采用常规的微生物检验方法(倾注平板法)获得细菌总数计数(标准培养皿计数)。培养基应为胰蛋白酶大豆琼脂或等价物。计算菌落数目应在 35~37 ℃下培养 48 h 后进行。48 h 后若呈阴性,可于 72 h 后再检查。这是标准的操作方法。

也可用另一种方法测定水生微生物,即采用膜过滤技术滤除 500~1 000 ml 水,并在像 R2A 这样的低营养琼脂培养基上,可在 28~32 ℃下培养 5 d 或更长时间。

5.1.2 应用鲎试剂法检查内毒素,测定是否有致热原。

5.2 化学污染物试验 对处理水进行化学分析,检查其所含附表 9-1 列举的污染物量,应采用基准化学分析方法,要保证测定精确,应采用合适的容器,并调节 pH 值。附表 9-2 列出检验每种污染物的方法。其他检验方法若被证明具有同样的精确性及再现性,亦可以采用。

注:为了检验化学污染物,可能需要在取样点收集足够的样本。取样点的选择,要根据水处理系统及其整个管道的状况决定。

附表 9-2 污染物检验

污染物	检验名称	污染物	检验名称
铝	LeGendre and Alfrey 法(1976)或 ICP-MS 法	镁	原子吸收(直接吸入)
砷	原子吸收(气态氢化物)	汞	冷原子吸收法(原子吸收)
钡	原子吸收(石墨炉)	硝酸盐(氮)	士的宁比色法或镉还原法或离子色谱法

污染物	检验名称	污染物	检验名称
镉	原子吸收(石墨炉)	钾	原子吸收(直接吸入)或火焰光谱法或离子选择电极法
钙	(乙二胺四醋酸)滴定法或原子吸收(直接吸入)及特定离子电极法接吸入	硒	原子吸收(气态氢化物)或原子吸收(石墨炉)
氯和氯胺	DPD 铁滴定法或 DPD 量热法或离子色谱法	银	原子吸收(石墨炉)
铬	原子吸收(石墨炉)	钠	原子吸收(直接吸入)或火焰光谱法或离子选择电极法
铜	原子吸收(直接吸入)或新试铜灵法	硫酸盐	浊度测定法或离子色谱法
氟化物	电极滴定法或SPANDS比色法	锡	原子吸收(石墨炉)
铅	原子吸收(石墨炉)	锌	原子吸收(直接吸入)或二硫腙法

附录十 中华人民共和国医药行业标准《血液透析和相关治疗用水处理设备技术要求第 1 部分：用于多床透析》（YY 0793.1—2010）（ISO 26722:2009,NEQ）

前 言

本标准的全部技术内容为强制性。

血液透析和相关治疗用水处理设备技术要求标准为系列标准，该系列标准主要由两部分组成：

——第 1 部分：用于多床透析

——第 2 部分：用于单床透析

本标准为血液透析和相关治疗用水处理设备技术要求系列标准的第 1 部分。本标准非等效采用国际标准 ISO 26722:2009 血液透析和相关治疗用水处理设备（英文版）。本标准与国际标准的不同在于：

——名称不同。

——将标准适用范围限制为提供医院多床血液透析使用的水处理设备。

——增加了"经温度补偿后设备实际处理水量不低于标称处理水量"的要求及试验方法。

——增加了"电气要求"条款，根据电气系统与患者的隔离程度选择采用 GB 9706.1《医用电气设备——第 1 部分：安全通用要求》或 GB 4793.1《测量、控制和实验室用电气设备的安全要求——第 1 部分：通用要求》。

——增加了"产品分类"、"工作条件"、"检验规则"、"包装、运输和贮存"等条款。

——删除了国际标准中关于便携式水处理设备（单床血液透析和相关治疗用水处理设备）对应条款。

——将处理水要求及检测方法由符合"ISO 13959"调整为符合"YY 0572《血液透析和相关治疗用水》"。

——将"材料兼容性"进行了调整形成了"材料要求"条款，主要贯彻 GB/T 17219《生活饮用水输配水设备及防护材料的安全性评价标准》。

本标准由国家食品药品监督管理局提出。

本标准由全国医用体外循环设备标准化技术委员会归口并负责解释。

本标准起草单位：浙江省医疗器械研究所、国家食品药品监督管理局广州医疗器械质量监督检验中心。

1 范围

本标准规定了多床血液透析和相关治疗用水处理设备（以下简称水处理设备）的术语和定义，产品分类，要求，试验方法，检验规则，标志、使用说明书，包装，运输和贮存。本标准适用于制备多床血液透析和相关治疗用水的水处理设备，不适用于制备单床血液透析和相关治疗用水的水处理设备。涉及的水包括：粉末制备浓缩液用水、透析液制备用水、透析器复用用水。本标准所规定的水处理设备范围从市政（含自取）饮用水源进入设备的连接点到设备产水使用点之间的所有装置、管路及配件，包括：电气系统、水净化系统、存储与输送系统及消毒系统等。不包括：浓缩液供液系统、透析液再生系统、透析浓缩物、血液透析滤过系统、血液滤过系统、透析器复用系统及腹膜透析系统等。

2 规范性引用文件

下列文件中的条款通过本标准的引用而成为本标准的条款。凡是注日期的引用文件，其随后所有的修改单（不包括勘误的内容）或修订版均不适用于本标准，然而，鼓励根据本标准达成协议的各方研究是否可使用这些文件的最新版本。凡是不注日期的引用文件,其最新版本适用于本标准。

GB/T 191　包装储运图示标志(GB/T 191—2008,ISO 780：1997,MOD)

GB 4793.1　测量、控制和实验室用电气设备的安全要求第 1 部分：通用要求(GB 4793.1—2007,IEC 61010—1：2001,IDT)

GB 5749　生活饮用水卫生标准

GB 5750.2　生活饮用水标准检验方法水样的采集与保存

GB/T 5750.10　生活饮用水标准检验方法消毒副产物指标

GB/T 5750.11　生活饮用水标准检验方法消毒剂指标

GB 9706.1　医用电气设备第 1 部分：安全通用要求(GB 9706.1—2007,IEC 60601—1：1988,IDT)

GB/T 9969　工业产品使用说明书总则

GB/T 13074　血液净化术语

GB/T 14710　医用电气设备环境要求及实验方法

GB/T 17219　生活饮用水输配水设备及防护材料的安全性评价标准

GB/T 18204.27　公共场所空气中臭氧测定方法

GB/T 19108　过氧乙酸的测定

YY/T 0466　医疗器械用于医疗器械标签标记和提供信息符号第 1 部分：通用要求(YY 0466.1—2009,ISO 15223—1：2007,IDT)

YY 0572　血液透析和相关治疗用水(YY 0572—2005,ISO 13959：2002,MOD)

3　术语和定义

GB/T 13074 规定的以及下列的术语和定义适用于本标准

3.1　氯,总氯(chlorine,total)　也称总余氯或余氯,是化合态氯和游离态氯的总和。

注：总氯不包括氯离子,化合态氯指已与其他物质发生化合的氯,如与氮化物构成的氯胺。游离态氯指未与其他物质发生化合

的氯,如单质氯气分子、次氯酸分子、次氯酸根离子(次氯酸盐)。

3.2　装置(device)　设备所包含的单独的水处理单元,如:软化器、炭吸附床、反渗透装置、去离子装置等。

3.3　透析用水(dialysis water)　原水经水处理设备处理后符合 YY 0572 的要求,并用于血液透析过程中的粉末制备浓缩液、透析液制备、透析器复用等用水。

3.4　空罐接触时间(empty bed contact time,EBCT)　液体流经罐体所对应容量的空罐所需要的时间,当液体(如水)流经颗粒(如活性炭)所在的罐时,液体与颗粒之间的接触时间。

注:空罐接触时间 EBCT(min)是一种间接的测量液体与颗粒接触时间的方法,通过以下公式计算:

$$EBCT = V/Q \qquad 式(1)$$

式(1)中:V——罐中的颗粒体积(m^3);

　　　　Q——流经罐的液体流量(m^3/min)。

3.5　给水(feed water)　提供给水处理设备或单个装置的水源。

3.6　消毒剂(disinfectant)　用于杀灭传播媒介上的微生物使其达消毒要求的制剂。

3.7　制造商(manufacturer)　从事装置的设计、制造、装配、组装及加工的组织或单位。

注:制造商包括,但不仅限于,那些从事分包消毒、安装、贴牌、再加工、再包装或规格制订的人员或机构,以及国外企业的执行上述功能的一级分销商。

3.8　内毒素过滤器(endotoxin-retentive filter)　能实现去除内毒素的过滤器。

注:内毒素过滤器一般通过截流和吸附两种方式实现对细菌和内毒素的去除,所采用的膜分为单向式和错流式。

3.9　溶解性总固体(total dissolved solids, TDS)　溶液所

含离子总量,用 TDS 值监测装置测试,常用监测装置为 TDS 计、电导率计、电阻率计等。

3.10　单床血液透析水处理设备(water treatment equipment for single-bed haemodialysis)　供医疗机构急诊或家庭中单床血液透析所需的水处理设备。

注:单床血透水处理设备一般采用集成部件,具备结构紧凑、操作简单、移动方便等特点,对环境(水、电)要求低。

3.11　多床血液透析水处理设备(water treatment equipment for multi-beds haemodialysis)　供医疗机构中多床血液透析所需的水处理设备。

3.12　直接供水(direct feed)　将设备的处理水直接输送到使用点的供水模式。

3.13　间接供水(indirect feed)　先将设备的处理水暂存水箱,再输送到使用点的供水模式。

4　产品分类

水处理设备按处理水的输送模式分类:

a. 直接供水模式水处理设备;

b. 间接供水模式水处理设备。

5　要求

5.1　工作条件　应满足制造商的规定或下列条件要求:

a. 环境温度:5~40 ℃;

b. 相对湿度:≤80%;

c. 大气压力:70~106 kPa;

d. 电源电压:三相为 380 V±38 V　单相为 220 V±22 V;

e. 电源频率:50 Hz±1 Hz;

f. 原水水质:水质符合 GB 5749《生活饮用水卫生标准》;

g. 给水量:给水量至少大于 2 倍的设计处理水量;

h. 给水温度:符合制造商推荐的温度范围;

i. 给水压力:符合制造商推荐的压力范围。

5.2 处理水水质要求

5.2.1 微生物指标:水处理设备安装完成后,其处理水的菌落数和细菌内毒素应符合 YY 0572 的要求。主循环回路内的取样点应设置在所有使用点之后,循环回路外的取样点(若有)可通过用水终端直接取样。

5.2.2 化学污染物指标:水处理设备安装完成后,其处理水的化学污染物指标应符合 YY 0572 的要求。主循环回路内的取样点应设置在所有使用点之后,循环回路外的取样点(若有)可通过用水终端直接取样。

5.3 水处理设备要求

5.3.1 概述 水处理设备应满足 5.3.2 水处理设备总体中的各项要求,其他条款则依据被检水处理设备结构组成而定。

5.3.2 水处理设备总体

5.3.2.1 水处理设备各装置处于正常运行条件下,25 ℃的终端实际处理水量不低于标称处理水量。

注:水温不在 25 ℃时,可测试实际水温及实际处理水量,通过反渗透膜温度校正因子换算成 25 ℃处理水量。

5.3.2.2 水处理设备应具备声光报警功能,报警声信号在 3 m 范围内的声压级不低于 65 dB(A 计权)。

5.3.2.3 水处理设备运行过程中管路及部件不得渗漏。

5.3.2.4 在保证处理水水质的前提下,水处理设备允许使用旁路阀,以保证装置故障时能持续供水,旁路阀及其他重要装置应有明确标识。

5.3.2.5 水处理设备应安装回流防护装置或采取措施防止对原水的污染。

5.3.3 处理工艺要求

5.3.3.1 直接供水模式时,水处理设备处理工艺部分应至少包含多介质过滤器(罐式过滤器)、软化器、活性炭过滤器(炭吸附罐)、保安过滤器(滤芯式过滤器)、反渗透装置、输送管路,包含化学消毒装置、热消毒装置、臭氧消毒装置中的至少一种。

5.3.3.2　间接供水模式时,应在直供模式的基础上增加纯水箱、紫外线消毒装置、内毒素过滤器。

5.3.4　净化系统

5.3.4.1　罐式过滤器

5.3.4.1.1　罐式过滤器应采用不透明的过滤罐,或采用其他措施防止藻类生长。

5.3.4.1.2　罐式过滤器应安装能进行反向清洗的多路阀。

5.3.4.1.3　罐式过滤器进出口应安装压力表。

5.3.4.2　滤芯式过滤器

5.3.4.2.1　滤芯式过滤器应采用不透明的外壳,或采用其他措施防止藻类生长。

5.3.4.2.2　滤芯式过滤器进出口应安装压力表。

5.3.4.3　软化器

5.3.4.3.1　软化器应安装能进行软化再生的多路阀。

5.3.4.3.2　软化器应安装盐箱及盐阀。

5.3.4.3.3　软化器应安装防止将颗粒盐吸入多路阀的过滤装置。

5.3.4.3.4　软化器出口应安装取样口。

5.3.4.4　炭吸附罐

5.3.4.4.1　在最大处理水流量条件下,单个炭吸附罐应至少具备 5 min 的空罐接触时间。

5.3.4.4.2　为避免采用大吸附装置,可用两个并联的罐代替,两罐规格及水流向相同,管路设计确保两罐间的流阻差最小。

5.3.4.4.3　炭吸附罐宜使用碘值大于 900 的经酸洗的果壳或椰壳颗粒状活性炭,不应使用再生炭。

5.3.4.4.4　炭吸附罐应安装用于反向清洗的多路阀。

5.3.4.4.5　炭吸附罐出口应安装取样口。

5.3.4.5　温度调节装置(若有)

5.3.4.5.1　温度调节装置出口应安装水温监测装置。

5.3.4.5.2　温度调节装置应具备回流防护功能,避免混合水回流到热水或冷水管路。

5.3.4.6　反渗透装置

5.3.4.6.1　反渗透装置进口和出口处应安装带温度补偿的(25 ℃)TDS值监测装置,装置脱盐率应大于95%,脱盐率或处理水TDS值应联动报警功能,超出报警限值时应触发声光报警程序。

5.3.4.6.2　反渗透装置的供水及回水管路应安装压力表,并安装足够的流量计,以便能计算反渗透膜回收率,回收率应符合制造商的规定。

5.3.4.6.3　反渗透装置中高压泵应实现低压保护功能。

5.3.4.6.4　反渗透装置应具备消毒和清洗的装置。

5.3.4.6.5　反渗透装置出口应安装取样口。

5.3.4.7　去离子装置(若有)

5.3.4.7.1　去离子装置进口和出口处应安装带温度补偿的(25 ℃)TDS值监测装置,处理水TDS值应联动报警功能,超出报警限值时应触发声光报警程序。当处理水的电阻率降低到1 MΩ · cm时,应立即停止该装置运行。

5.3.4.7.2　去离子装置作为主要的处理装置时,应具备前置炭吸附罐和后置内毒素过滤器。

5.3.4.8　有机物清除装置(阴离子交换树脂)(若有)

5.3.4.8.1　有机物清除装置应安装于炭吸附罐上游。

5.3.4.8.2　有机物清除装置出口应安装取样口。

5.3.4.8.3　有机物清除装置应安装能进行反向清洗的多路阀。

5.3.4.9　化学注入装置(若有)

5.3.4.9.1　化学注入装置的动作应与对应管道的驱动泵相联锁,只有当泵启动时,装置才允许添加物质。

5.3.4.9.2 化学注入装置出口宜安装参数监测仪,当监测到参数超过预置的值时应触发报警程序。

5.3.5 存储与输送系统

5.3.5.1 纯水箱(若有)

5.3.5.1.1 纯水箱应具备液位报警联动功能,液位低于设置值时应触发声光报警程序。

5.3.5.1.2 纯水箱如与空气相通时,应配备 0.45 μm 的疏水性空气过滤器。

5.3.5.1.3 避免使用与大气相通的观察管,使用溢流管时应安装防污染装置。

5.3.5.1.4 水箱内部应安装喷淋系统或其它针对存储罐消毒的装置。

5.3.5.1.5 水箱底部应设计成圆锥形或碗形,箱体最低点应安装排液口。

5.3.5.2 输送管路

5.3.5.2.1 主输送管路应采用循环回路设计,具备管路压力调整装置。

5.3.5.2.2 直接供水系统中应安装防止给水倒流至输送管路的防回流装置。

5.3.5.2.3 输送管道中应安装压力表。

5.3.5.2.4 主输送管路的最后一个使用点后应安装取样口。

5.3.5.3 紫外线消毒装置(若有)

5.3.5.3.1 辐照器应采用波长为 254 nm 低压汞灯,辐射量至少为 30 mw·s/cm^2。

5.3.5.3.2 具备辐射量监测装置时,当最小辐射量低于 16 mw·s/cm^2 时应提示更换灯管,或在随机文件中说明更换灯管的周期。

5.3.5.3.3 当紫外线装置用于水存储及分配系统灭菌时,后面应安装内毒素过滤装置。

5.3.5.4　内毒素过滤器（若有）

5.3.5.4.1　内毒素过滤器应采用不透明的外壳，或采用其他措施防止藻类生长。

5.3.5.4.2　宜使用错流式内毒素过滤器，也可使用经过验证具备内毒素去除特性的单向式过滤器。

5.3.5.4.3　内毒素过滤器进出口应安装压力表。

5.3.5.4.4　错流式内毒素过滤器的排水端应安装流量计，监测废水的排量。

5.3.5.4.5　内毒素过滤器出口应安装取样口。

5.3.6　消毒系统

5.3.6.1　化学消毒装置（若有）

5.3.6.1.1　水处理设备消毒时应触发声光警示程序，自动消毒时需经确认才能中途解除消毒程序。

5.3.6.1.2　被消毒范围内消毒剂浓度应达到随机文件所规定的有效消毒时间内的有效消毒浓度，消毒完成后，应能达到随机文件规定的残留安全浓度要求。当采用甲醛作为消毒液时，残留安全浓度为 3 mg/L；含氯物质作为消毒液时，残留安全浓度为 0.1 mg/L。

5.3.6.2　臭氧消毒装置（若有）

5.3.6.2.1　水处理设备消毒时应触发声光警示程序，自动消毒时需经确认才能中途解除消毒程序。

5.3.6.2.2　臭氧发生器应能提供被消毒区域内臭氧浓度 0.2～0.5 mg/L 并维持 10 min 以上所需的臭氧量。

5.3.6.2.3　消毒完成经排放处理后臭氧残留水平应达到 0.1 mg/L 以下。

5.3.6.2.4　消毒过程中操作区域空气中泄露的臭氧浓度不得超过 0.3 mg/m³。

5.3.6.3　热消毒装置（若有）

5.3.6.3.1　水处理设备消毒时应触发声光警示程序，自动消毒时需经确认才能中途解除消毒程序。

5.3.6.3.2 加热器应能提供被消毒区域内水温高于80℃并维持20 min以上所需的热量。

注：水的沸点与大气压力相关，随着海拔的升高，大气压力下降，水的沸点随之下降，此时宜考虑大气压力对预设消毒温度值的影响。

5.4 电气要求

当有持续流通的液体管路通向患者可能导致漏电流时，水处理设备应符合GB 9706.1的要求。当电气系统与患者隔离开来时，水处理设备应符合GB 4793.1的要求。

5.5 材料要求

5.5.1 水处理设备中与处理水接触的部件材料应符合GB/T 17219的要求。

5.5.2 水处理设备中与处理水接触的部件材料应与加入的化学物质（含消毒剂、清洗剂等）不得发生化学或者物理反应。

5.6 安装要求

5.6.1 主机架安装牢固，总体布局合理，外观结构紧凑，各部件连接处光滑平整、严密。

5.6.2 电气线路应与水路分开布置，采取有效措施防止液体进入电气线路。

5.6.3 电器接插件应接触良好，操作盘、柜、机、泵等操作部件应有安全措施防止意外复位。

5.6.4 操作控制面板的安装应以便于操作及降低误操作率为原则，各监测仪表朝向应便于用户观察。

5.6.5 水处理设备装卸反渗透膜的一侧，应留有足够的空间，以满足换膜、检修的要求。

5.6.6 水处理设备安装于室内，避免阳光直射，不能安置在多尘、高温、振动的地方。

5.6.7 确保具备足够的空间以方便水处理设备的操作、部件的检修及水质的取样。

5.7　环境试验要求　水处理设备应该符合 GB/T 14710 中的气候环境 II 组的储存条件要求,环境试验后水处理设备应该符合 5.3.2.1 和 5.3.4.6.2 的要求。

6　试验方法

6.1　试验条件　同 5.1。

6.2　处理水水质要求

6.2.1　微生物指标:按照 GB/T 5750.2 规定的方法对需要采样点进行采样并保存,再按照 YY 0572 规定的方法对采样到的水进行微生物指标检测,结果应符合 5.2.1 的要求。

6.2.2　化学污染物指标:按照 GB/T 5750.2 规定的方法对需要采样点进行采样并保存,再按照 YY 0572 规定的方法对采样到的水进行化学污染物检测指标检测,结果应符合 5.2.2 的要求。

6.3　水处理设备要求

6.3.1　水处理设备总体

6.3.1.1　用温度计及流量计检测处理水温度及流量,查阅随机文件中反渗透膜的水通量温度校正因子,计算温度补偿到 25 ℃时的处理水量,比较计算结果与随机文件中的标称处理水量,结果应符合 5.3.2.1 的要求。

6.3.1.2　模拟水处理设备于报警状态,通过目测检验,应具备明显的光信号灯。将声级计置于距水处理设备 3 m、高度为 1 m 处,用声级计 A 计权网络测量前、后、左、右四个方向的声压级,取其最大值应符合 5.3.2.2 的要求。

6.3.1.3　开启各压力泵逐渐给对应腔体或管道加压至设计压力的 1.15 倍,保压 10 min,再逐渐降至设计压力,用手感、目测检查系统管路及管件连接处,结果应符合 5.3.2.3 的要求。

6.3.1.4　通过目视观察和查阅随机文件予以检验,结果应符合 5.3.2 中的其他要求。

6.3.2 处理工艺要求:通过目视观察和查阅随机文件予以检验,结果应符合5.3.3中的其他要求。

6.3.3 净化系统

6.3.3.1 罐式过滤器:通过目视观察和查阅随机文件予以检验,结果应符合5.3.4.1的要求。

6.3.3.2 滤芯式过滤器:通过目视观察和查阅随机文件予以检验,结果应符合5.3.4.2的要求。

6.3.3.3 软化器:通过目视观察和查阅随机文件予以检验,结果应符合5.3.4.3的要求。

6.3.3.4 炭吸附罐

6.3.3.4.1 查阅吸附罐标称规格确定其容积,运行时在罐出口安装流量计或采用带刻度容器与秒表配合的方法测试液体流速,按3.5中的公式(1)计算空罐接触时间,结果应符合5.3.4.4.1的要求。

6.3.3.4.2 通过目视观察和查阅随机文件予以检验,结果应符合5.3.4.4中的其他要求。

6.3.3.5 温度调节装置(若有):通过目视观察和查阅随机文件予以检验,结果应符合5.3.4.5的要求。

6.3.3.6 反渗透装置

6.3.3.6.1 水处理设备正常运行后,观测反渗透进口和出口处的 TDS 值,脱盐率应符合要求。将处理水 TDS 值监测装置探头从管道中拆下,并堵住原接头位置,对于拆除困难的探头,允许外接同规格的监测探头进行模拟,置拆下或外接的探头于纯水容器中,并开启水处理设备于正常运行状态,逐渐向容器中加入 NaCl 颗粒,观测水处理设备中的脱盐率或 TDS 值,模拟装置于报警状态,结果应该符合5.3.4.6.1的要求。

脱盐率的计算按公式(2)计算,保留三位有效数字:

$$R = C_1 - C_2 / C_1 \times 100\% \qquad \text{式(2)}$$

式(2)中:R——脱盐率(%);

C_1——原水 TDS 值(μs/cm);

C_2——处理水 TDS 值(μs/cm)。

6.3.3.6.2 检测反渗透装置上的流量计值,计算反渗透装置的回收率,通过与随机文件中的回收率值比较,结果应该符合 5.3.4.6.2 的要求。

回收率的计算按公式(3)或(4)计算,保留三位有效数字:

$$Y = Q_P/Q_f \times 100\% \qquad \text{式(3)}$$

或

$$Y = Q_P/Q_{P+}Q_f \times 100\% \qquad \text{式(4)}$$

式(3)和(4)中:Y——回收率(%);

Q_P——处理水流量(m^3/h);

Q_f——原水流量(m^3/h);

Q_r——浓缩水流量(m^3/h)。

6.3.3.6.3 正常运行后,通过人工切断原水供应,检查高压泵是否因压力过低而停止运行,结果应符合 5.3.4.6.3 的要求。

6.3.3.6.4 通过目视观察和查阅随机文件予以检验,结果应符合 5.3.2.6 中的其他要求。

6.3.3.7 去离子装置(若有)

6.3.3.7.1 将处理水 TDS 值监测装置探头从管道中拆下,并堵住原接口位置,对于拆除困难的探头,允许外接同规格的监测探头进行模拟,置拆下或外接的探头于纯水容器中,并开启水处理设备于正常运行状态,逐渐向容器中加入 NaCl 颗粒,观测水处理设备中的 TDS 值,模拟装置于各个状态,结果应该符合 5.3.4.7.1 的要求。

6.3.3.7.2 通过目视观察和查阅随机文件予以检验,结果应符合 5.3.4.7 中的其他要求。

6.3.3.8 有机物清除装置(阴离子交换树脂)(若有):通过目

视观察和查阅随机文件予以检验,结果应符合5.3.4.8的要求。

6.3.3.9　化学注入装置(若有)

6.3.3.9.1　通过对化学注入装置的试运行,观测其添加化学物质的状况,再通过硬件方式强行关闭对应管路的驱动泵,再观测其添加状况,结果应符合5.3.5.9.1的要求。

6.3.3.9.2　将监测装置探头拆下,并堵住原接口位置,对于拆除困难的探头,允许外接同规格的监测探头进行模拟,置拆下或外接的探头于纯水容器中,并开启装置于正常运行状态,逐渐向容器中加入该化学物质,观测浓度值,模拟装置于报警状态,结果应该符合5.3.4.9.2的要求。

6.3.4　存储与输送系统

6.3.4.1　纯水箱(若有)

6.3.4.1.1　水处理设备在正常运行后打开排液口,将水箱内的水往外排放,模拟液位装置于报警状态,检测是否触发报警程序,结果应该符合5.3.5.1.1的要求。

6.3.4.1.2　通过目视观察、检验结构和查阅随机文件予以检验,结果应符合5.3.5.1中的其他要求。

6.3.4.2　输送管路:通过检查结构和查阅随机文件予以检验,结果应符合5.3.5.2的要求。

6.3.4.3　紫外线消毒装置(若有)

6.3.4.3.1　用紫外线强度测试仪测量单根紫外线表面强度,通过公式(5)计算,计算结果应符合5.3.5.3.1的要求。

$$Q = I \times t \times n \qquad\qquad 式(5)$$

式(5)中:Q——紫外线辐射量,单位为毫瓦秒每平方厘米(mW·s/cm²);

　　　　I——紫外线辐强度,单位为毫瓦每平方厘米(mW/cm²);

　　　　t——水与紫外线装置接触时间,单位为秒(s);

　　　　n——腔体内紫外线数量。

6.3.4.3.2　通过目视观察和查阅随机文件予以检验,结果应符合5.3.5.4中的其他要求。

6.3.4.4　内毒素过滤器(若有):通过目视观察和查阅随机文件予以检验,结果应符合5.3.5.4的要求。

6.3.5　消毒系统

6.3.5.1　化学消毒装置(若有)

6.3.5.1.1　按照随机文件中的化学消毒方法,加入消毒剂并运行消毒程序,检验是否触发声光警示。如果是自动消毒时,则检验中途停止消毒程序时是否具备确认程序,结果应符合5.3.6.1.1的要求。

6.3.5.1.2　消毒过程中在管道最远端进行采样,可采用滴定法或相关国家标准进行检测,将测试结果与随机文件中有效浓度进行比较,并且用电子秒表测试维持时间,消毒完成后,用同样的方法采样测试,各项测试结果均应符合5.3.6.1.2的要求。当采用甲醛作为消毒液时,仲裁的测试方法为GB/T 5750.10,当采用含氯物质作为消毒液时,仲裁的测试方法为GB/T 5750.11,当采用过氧乙酸作为消毒液时,仲裁的测试方法为GB/T 19108。

注:在循环管道回路中,水处理设备为直接供水模式时,最远端定义为输送管路返回反渗透装置处,间接供水模式时定义为输送管路返回纯水箱处。

6.3.5.2　臭氧消毒装置(若有)

6.3.5.2.1　按照随机文件中的臭氧消毒方法进入消毒程序,检验是否触发声光警示。如果是自动消毒时,则检验中途停止消毒程序时是否具备确认程序,结果应符合5.3.6.2.1的要求。

6.3.5.2.2　消毒过程中在管道最远端对有效浓度和残留浓度时间点进行采样,可采用滴定法或GB/T 5750.11进行检测,通过检验被消毒区域臭氧浓度能否达到0.2～0.5 mg/L,并且用电子秒表测试维持时间,判定臭氧发生器提供臭氧的能力,结果应符合5.3.6.2.2的要求。

注:1. GB/T 5750.11 为仲裁检验方法。

2. 在循环管道回路中,水处理设备为直接供水模式时,最远端定义为输送管路返回反渗透装置处,间接供水模式时定义为输送管路返回纯水箱处。

6.3.5.2.3　消毒完成后用 6.3.6.2.2 的采样及测试方法,对管道内残留臭氧浓度检测,结果应符合 5.3.6.2.3 的要求。

6.3.5.2.4　按照 GB/T 18204.27 规定的方法对房间内泄漏臭氧进行检测,将检测点设置在距离臭氧发生器 2 m、高度为 1.7 m 处,测量前、后、左、右四个方向的臭氧浓度,取其最大值应符合 5.3.6.2.4 的要求。

6.3.5.3　热消毒装置(若有)

6.3.5.3.1　按照随机文件中规定的热消毒方法进入消毒程序,检验是否触发声光警示。如果是自动消毒时,则检验中途停止消毒程序时是否具备确认程序,结果应符合 5.3.6.3.1 的要求。

6.3.5.3.2　消毒过程中对管道最低温度点进行采样,并立即用温度计进行测试,通过检验被消毒区域中水的温度能否达到 80 ℃,并且用电子秒表测试维持时间,判定加热器提供热量的能力,结果应符合 5.3.6.3.2 的要求。

注:最低温度点由制造商根据加热装置规定。单段加热时,为全段管道的最远端,多段加热时为每段管道的最远端。

6.4　电气要求　按照 GB 9706.1 或 GB 4793.1 予以检验,结果应符合 5.4 的要求。

6.5　材料要求

6.5.1　按照 GB/T 17219 予以检验,结果应符合 5.5.1 的要求,或通过查验供货方提供的卫生机构颁发的证书或检验机构的检验报告,判定其结果应符合 5.5.1 的要求。

6.5.2　检验随机文件,确定采用的管道材料属性,结合附表 10-1 予以检验,结果应符合 5.5.2 的要求。对于所加入的消毒剂(含热水)不在以下范围内的,制造商应提供证明资料,结果应该符合兼容性要求。

附表 10‑1　管路材料与消毒剂的兼容性比对表

材　料	含氯消毒剂	过氧乙酸	甲醛	热水	臭氧
聚氯乙烯(PVC)	√	√	√	—	—
氯化聚氯乙烯(CPVC)	√	√	√	√	√
聚偏氟乙烯(PVDF)	√	√	√	√	√
交联聚乙烯(PEX)	√	√	√	√	—
不锈钢(SS)	—	√	√	√	√
聚丙烯(PP)	√	√	√	√	—
聚乙烯(PE)	√	√	√	√	—
丙烯腈‑丁二烯‑苯乙烯共聚物(ABS)	—	√	—	—	—
聚四氟乙烯(PTFE)	√	√	√	√	√

注:"√"表示适用的项目;"—"表示不适用的项目。

6.6　安装要求　通过目视观察和检查结构予以检验,结果应符合 5.6 的要求。

6.7　环境试验要求　环境试验按 GB/T 14710 规定进行,试验后应符合 5.7 的要求。

7　检验规则

7.1　检验分类　水处理设备分为出厂检验、安装检验和型式检验。

7.2　出厂检验

7.2.1　水处理设备出厂时应进行逐台检验。

7.2.2　出厂检验的具体项目见附表 10‑2,出厂检验还应包括制造商声明的用于特定附加的检验项目。

7.2.3 合格判定：每个检验项目均应符合本标准的要求。所有检验项目合格后水处理设备才能出厂。

7.3 安装检验

7.3.1 水处理设备安装完成后应进行逐台检验。

7.3.2 除在用户所在地检测可能受影响的个别指标外，其余项目应按附表10－2规定进行安装检验。

7.3.3 安装检验时，水处理设备的连接外部环境应符合条款5.1中工作条件的要求。

7.3.4 合格判定 每个检验项目均应符合本标准的要求。所有检测项目合格后，水处理设备才能符合要求。

7.4 型式检验

7.4.1 在下列情况下进行型式检查：

a. 水处理设备的生产工艺改变；

b. 水处理设备的主要零部件改变；

c. 产品定型鉴定；

d. 停产半年以上；

e. 国家质量监督部门要求时。

7.4.2 取样方式和数量：型式检验的取样方式为送样，样品数量为一台。样品对象可以是模拟临床环境安装，也可以是安装完成并应用于临床的水处理设备。

7.4.3 型式检验项目：全性能检验，具体见附表10－2。

7.4.4 判定规则：所检测的每一项均应符合本标准的要求。若在检验项目中出现不合格项时，允许对不合格项进行修复。如修复可能影响到其他项目的性能，则由第三方机构与生产企业协商确定其他检验项目。

附表 10-2　检验项目表

检验项目	项目序号	检验分类		
		出厂检验	安装检验	型式检验
水质要求	5.2	—	√	√
水处理设备总体	5.3.1	—	√	√
净化系统	5.3.2	—	√	√
存储与输送系统	5.3.3	—	√	√
消毒系统	5.3.4	—	√	√
电气要求	6.3	√	—	√
材料要求	6.4	√	—	√
安装要求	6.5	—	√	√

注:"√"表示应进行检验的项目;"—"表示不检验。

8　标志、使用说明书

8.1　标志

8.1.1　外部标志:每套水处理设备的标志应清晰、耐用,并固定在水处理设备明显部位。外部标志包含以下内容:

　　a. 制造商名称和地址;

　　b. 注册证书编号;

　　c. 生产许可证号(若有);

　　d. 标准编号;

　　e. 名称及型号;

　　f. 生产编号;

　　g. 电源电压;

　　h. 额定功率;

　　i. 额定处理水量;

　　j. 出厂年月。

8.1.2　包装标志(若有):包装箱外壁的文字和标志应清晰,

其内容如下：

    a. 制造商名称和地址；

    b. 注册证书编号；

    c. 生产许可证号（若有）；

    d. 标准编号；

    e. 名称及型号；

    f. 毛重、体积；

    g. 包装箱上应印刷"易碎物品、小心轻放"、"向上"、"怕雨"等字样或标志；

    h. 标志应符合 GB/T 191 和 YY 0466.1 的规定，并保持标志不因历时持久存放而模糊不清。

8.1.3　检验合格证：检验合格证应包括如下内容：

    a. 制造商名称；

    b. 产品名称；

    c. 检验日期；

    d. 产品型号；

    e. 检验员代号。

8.2　使用说明书　制造商应该提供用户使用说明书，使用说明书的编写应符合 GB/T 9969 和《医疗器械说明书、标签和包装标识管理规定》的要求，使用说明书至少包含以下内容：

    a. 系统的性能、主要结构、适用范围的说明；

    b. 系统的流程图，详细标明泵、阀、监测装置及采样口等重要部件的位置；

    c. 水处理设备运行条件，如给水温度，各监测点压力、流量、TDS 值的范围等，并说明脱盐率、回收率的计算方法及参考值；

    d. 详细的操作说明，包括操作界面中各控件的功能、水处理设备的起停、故障应急等操作的介绍；

    e. 提醒用户定期监测硬度、余氯、TDS 值、细菌、内毒素等关键指标，并定期更换膜、树脂、活性炭等耗材，否则可导致处理水水质超过标准范围；

f. 反渗透装置的水通量温度校正因子或相关温度曲线；

g. 敬告用户在消毒或清洗后未恢复到安全状态时，绝不允许进行透析；

h. 易耗品及定期再生组件的清单及预期寿命说明；

i. 根据材料属性推荐消毒剂/清洗剂及消毒清洗方法，列出禁用的常用消毒剂/清洗剂（若有）。

j. 与处理水直接接触的材料或装置的属性说明；

k. 水处理设备停用时的保存方式，包括需填充的物质、存储条件及更换时间等；

l. 需维护保养的项目内容及时间间隔或时间表；

m. 详细说明所采用的消毒方法、操作过程、注意事项、残留物去除方法、有效浓度检测方法、残留物检测方法及残留量安全标准；

n. 如采用化学消毒方法，则应包含详细的消毒剂使用方法、达到灭菌效果的最小浓度、接触时间、安全的残留量标准；

o. 如采用臭氧消毒方法，则应包含有效消毒所需的臭氧浓度、维持时间及安全浓度；

p. 如采用热消毒方法，则应包含有效消毒所需的温度及保持时间；

q. 水处理设备条款要求、检验规则中规定需要说明的其它参数及问题。

9 包装、运输和贮存

9.1 包装（若有）

a. 包装箱内应固定，防止运输时松动和擦伤；

b. 包装箱内应有随机文件。

9.2 运输 按合同规定。

9.3 贮存 包装后的水处理设备应储存在环境温度$-10\sim$ 40 ℃，相对湿度不大于 80%、无腐蚀性气体、通风良好的室内。

参考文献

［1］黎磊石,刘志红. 中国肾脏病学. 北京:人民军医出版社,2008

［2］王质刚. 血液净化学. 北京:北京科学技术出版社,2010

［3］左力. 透析用水和患者安全. 中国血液净化,2009(8):1-4

［4］邢昌赢. 医院血液净化中心(室)建设管理规范. 南京:东南大
学出版社,2010

［5］陈香美. 血液净化标准操作规程. 北京:人民军医出版社,2010

［6］YY0572—2005,血液透析和相关治疗用水. 中华人民共和国
医药行业标准,2006.6

［7］Association for the Advancement of Medical Instrumentation
(AAMI),Volume 3:Hemodialysis Systems,ANSI/AAMI
RD62—2006. Arlington,2006

［8］宋伟. 血液透析用反渗透水处理系统. 中国血液净化,2009
(8):22-27

［9］王质刚. 血液净化设备工程与临床. 北京:人民军医出版社,
2006:219-287

［10］Dialysis-Associated Complications and their Control,
Matthew J. Arduino el. al.,Bennett & Brachman's
Hospital Infections,Jarvis R. William ed. al.,5th Edition.
Lippincott Williams & Wilkin,2007

［11］ISO/FDIS 13958:2009. 血液透析和相关治疗用浓缩物.
2009.4

［12］ISO/FDIS 13959:2009. 血液透析和相关治疗用水. 2009.4

［13］田茹. 透析用水的细菌培养方法. 中国血液净化,2011(10):
624-629

［14］Microbial Nitrition,Chapter 5,Microbiology,Lansing M.

Prescott，John P. Harley，Donard A. Klein el. al. ，Wm. C. Brown Publishers，1990

[15] 微生物学基础,Kathleen Park Talaro el al. 5th Edition. 影印本. 北京:高等教育出版社,2005

[16] 王琰,程叙杨,左力. 透析用水中残余氯的测定. 中国血液净化,2011(10):630-632

[17] 叶朝阳. 血液净化的水处理配置和质量控制要求. 中国血液净化,2009(8):417-419

[18] 季大玺,徐斌. 回眸血液透析的过去,展望未来. 中国血液净化,2012(11):59-63